高等医学院校教材

供临床、精神、影像、中西医结合等专业用

局部解剖学实验教程

主　编　徐旭东　景爱红　程葆华

副主编　谢宝华　柳新平　王崇峰　高文明　李京

编　者　（以姓氏拼音为序）

程葆华　崔利德　窦姗姗　高文明

谷永善　黄志诚　景爱红　李　京

柳新平　秦燕霞　任振峰　孙　涛

屠建棋　王崇峰　谢宝华　徐　蕴

徐旭东　袁茂运　张　清

北京大学医学出版社

JUBU JIEPOUXUE SHIYAN JIAOCHENG

图书在版编目（CIP）数据

局部解剖学实验教程 / 徐旭东，景爱红，程葆华主编.
—北京：北京大学医学出版社，2012.8

ISBN 978-7-5659-0435-6

Ⅰ.①局… Ⅱ.①徐… ②景… ③程… Ⅲ.①局部解剖学-实验-高等职业教育-教材 Ⅳ.①R323-33

中国版本图书馆 CIP 数据核字（2012）第 192953 号

局部解剖学实验教程

主　　编： 徐旭东　景爱红　程葆华
出版发行： 北京大学医学出版社（电话：010-82802230）
地　　址：（100191）北京市海淀区学院路 38 号　北京大学医学部院内
网　　址： http://www.pumpress.com.cn
E-mail： booksale@bjmu.edu.cn
印　　刷： 莱芜市圣龙印务有限责任公司
经　　销： 新华书店
责任编辑： 韩忠刚　**责任校对：** 金彤文　**责任印制：** 苗　旺
开　　本： 787mm×1092mm　1/16　**印张：** 8.25　**插页：** 1　**字数：** 206 千字
版　　次： 2012 年 8 月第 1 版　2012 年 8 月第 1 次印刷
书　　号： ISBN 978-7-5659-0435-6
定　　价： 17.00 元

前　言

局部解剖学是临床医学的一门非常重要的基础课程，遗体标本实地解剖是学习局部解剖学最基本、最重要、最有效的方法。由于遗体资源紧缺，同学能够实地解剖的机会不多，如何有效地进行标本解剖，最大限度地提高遗体标本解剖的实效性，使同学学好局部解剖学这门课程，提高教学质量，是我们多年来一直在教学实践中探索的问题。因此编写一本通用的、有指导意义的、规范学生解剖和观察的教材，配合国家规划教材《局部解剖学》使用，以满足实际教学需要，提高教学质量，即是我们编写这本实验教程的初衷。

本实验教程内容编排上依照局部解剖操作由易到难、由简到繁的原则，除了绪论外，有下肢、上肢、头部、颈部、胸部、腹部、脊柱区、盆部与会阴共八章。每章分为概述和若干节次。每节均包括：目的要求、基本内容及学习要点、解剖操作与观察要点、临床联系与思考题等。解剖操作一般先进行体表标志摸认，然后依次切开皮肤、由浅入深地层次解剖和观察。解剖操作步骤后的临床联系则是帮助学生掌握与临床关系密切结构的临床意义，启迪临床思维，培养用所学知识解决临床实际问题的能力。本书主要着眼于指导遗体标本实地解剖操作和观察学习，突出实用、相对完整和独立、有利于解剖操作的基本目标，力求内容精炼、切合临床实际需要和教学实际。基本内容、解剖与观察既可以与教科书相互配合，也可以单独使用。

本实验教程是在充分借鉴许多兄弟院校的教学经验以及本教研室以往教学体会的基础上编写的，也得到了本教研室全体老师的大力支持，在此深表谢意。由于水平所限，本书存在不足之处在所难免，望各位同仁和同学们在使用过程中，提出宝贵意见，以便今后修改完善。

徐旭东

2012.5

目　录

绪 论

局部解剖学 regional anatomy 是在系统解剖学的基础上，研究人体各个局部区域内器官和结构的层次关系、位置、毗邻，体表标志及其临床应用的科学。局部解剖学是医学教育中的桥梁课，是临床医学，特别是外科学、妇产科学等手术学科和影像诊断学科的重要基础课程，是人体解剖学的重要组成部分，具有很强的实际应用意义。

局部解剖学的学习非常重要的过程就是亲自动手进行尸体解剖操作。尸体解剖操作是学习局部解剖学最重要的方法，必须在理论的指导下认真进行，既动手又动脑，才能较好地掌握人体各局部的结构和形态特点及层次和毗邻关系，为今后学习临床医学打下扎实的基础。

一、爱护珍惜遗体标本

每个人都应该明白，医学生能够进行遗体标本的实地解剖，是社会赋予医学生的一种特殊权利，更蕴含着遗体捐献者的勇敢、坚强和大爱精神及无私奉献。每个人都必须做到并且做好自觉、由衷地尊敬死者，尊重遗体，爱护遗体，医学生在学习过程中，更重要的是体现在认真仔细地解剖操作、观察及学习人体结构并从中得到最大的收获，或许成为从医路上一个非常重要的起点，这样才不枉遗体捐献人的期望。

解剖操作过程中，要保持标本湿润，除正在解剖操作的部分外，其余部分应以湿布和塑料布覆盖，操作结束时，务必把解剖下来的组织残屑清理干净，放在指定的地方、不得乱扔乱放；把所有解剖的部位妥为包扎，以防干燥。

二、常用的解剖器械

“工欲善其事，必先利其器”。学习局部解剖学，主要的过程是进行遗体标本实地解剖，要保证解剖操作的效果和效率，必须正确、灵活地使用各种解剖工具。

（一）常用器械

每组学生应有一套解剖器械，包括：一把剪刀、可换刀片的手术刀二把、镊子二把、血管钳一把。另外不常用的解剖器械放在解剖室内，各组共用，包括：锯、咬骨钳、肋骨剪或骨凿和锤子。每次解剖操作后，必须把手术器械擦洗干净，并妥善保管，以免丢失。

（二）器械的使用方法

1. 解剖刀　一般常用的是普通手术刀（4 号刀柄，23 号刀片）。刀尖常用来分离神经、血管和清理淋巴结和淋巴管，切开与剥离深筋膜等精细操作；刀刃主要用来切开皮肤和离断肌肉、肌腱和器官等。刀柄可以用于进行钝性分离。一般用右手持刀，方式可随不同需要而异。

常用的执刀方法有两种（绪图 1）：

一种是外科持刀法（抓持法、执弓法），刀柄夹持于伸直的拇指与屈曲的中指之间，示指按于刀背上，这种执刀法具有运刀平稳有力的特点，常用于粗大坚韧结构的切割及较长距离的切皮等操作。另一种为解剖执刀法即执笔法，执刀方式与执笔方式相同，此种方法执刀具有运刀灵活轻巧的特点，当手指运刀，刀尖或刀刃做小范围活动，有利于解剖操作准确和精细。

2. 镊子　分有齿镊和无齿镊两种。一般右手持刀，左手持镊子。有齿镊子用于夹持皮肤或较坚韧的肌腱等结构；无齿镊子用于夹持神经、血管和肌肉等软组织。切忌用有齿镊夹

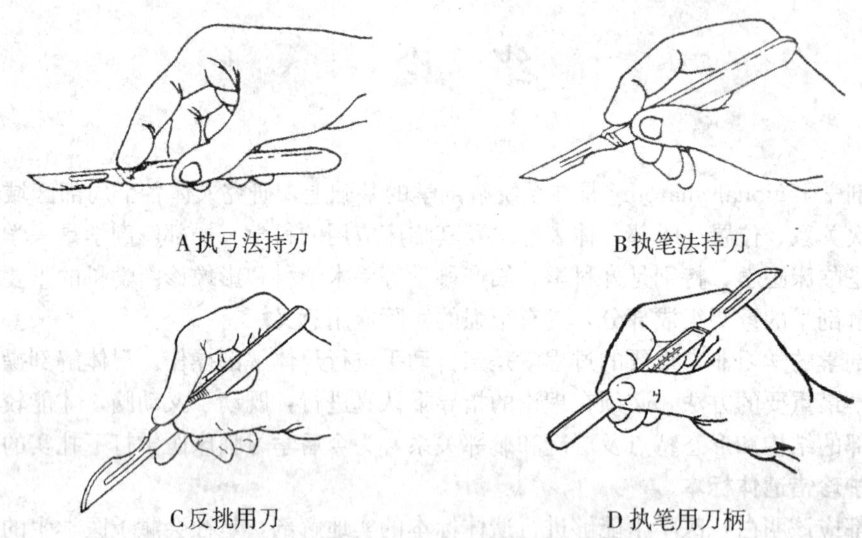

绪图1　常用的执刀方法

持神经、血管和肌肉，以防损伤结构。持镊子方式与执笔相似（绪图 2），将镊子夹于拇指与示、中指指腹之间，用手指力量捏紧。也可两手同时持镊进行神经、血管的追踪和组织分离。在使用镊子时不可用力扭转，以免镊齿对合不良或致镊子扭断。

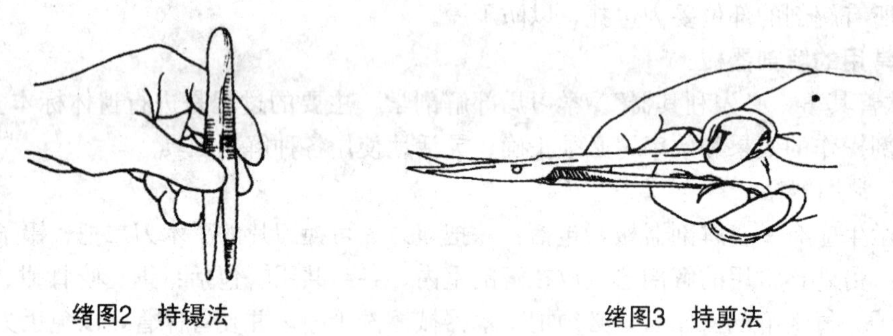

绪图2　持镊法　　**绪图3　持剪法**

3. 剪　有直剪和弯剪，并有圆头和尖头及长、短之分。主要用来剪断组织，分离肌、血管和神经等。这是解剖操作过程中常用的钝性分离组织的方法。正确的持剪方法（绪图 3），是将拇指和环指伸入剪柄的环内，中指放在剪环的前方，示指压在剪刀轴处，这样能起到稳定和定向的作用，操作起来平稳、准确。

4. 血管钳　通常用于分离软组织及神经、血管等，在解剖时也可钳夹肌腱、韧带和皮肤等，作牵引固定之用。使用方法与剪相同（绪图 4）。

三、解剖操作简介

1. 皮肤切口　一般皮肤切口以刚刚切透真皮为宜，切得过深将损伤皮下结构。在做皮肤切口时可先用刀背在皮肤上划一印痕，沿此痕切开皮肤，以保证切口整齐。先将刀尖垂直于皮肤表面刺入切口起点，当刺入的刀尖感到失去抵抗时，说明刀尖已达到浅筋膜层，将刀

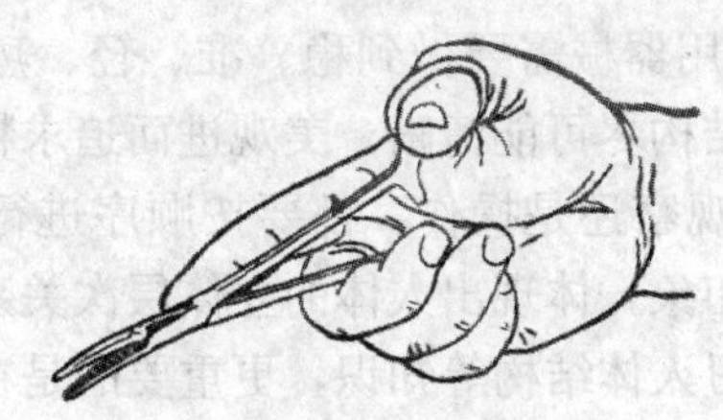

绪图4 持血管钳法

刃下压使之与皮肤呈45°，然后用适当的力度、均匀用力，将刀划向切口末端，将达终点时则使刀刃恢复与皮面垂直位而止。

2. 翻皮瓣 做好切口后，一般在两切口交角处，一手用有钩镊子夹住皮瓣的一角，提起拉紧，一手持刀用刀刃对向皮瓣、在皮肤与浅筋膜交界处（刀尖近乎垂直于皮肤）割划，用力要均匀，要恰在皮肤与浅筋膜交界处剥开，不可过深或过浅。翻起的皮瓣，一般不要丢弃，以便在解剖之后，可以恢复原位包裹，保护深层结构，避免标本干燥。

3. 浅层结构 寻找浅筋膜内的血管、神经，应按它们的行径及穿出深筋膜的部位追寻，一般先在远端找到，用无齿镊子提起，沿血管、神经的两侧清除浅筋膜，向近端追踪，保留血管、神经。

4. 深部结构 对各部的深筋膜需首先观察它的附着情况及其与肌肉的关系，观察后成片切除，一般保留深筋膜形成的韧带、束等结构，日后复习观察。剥除深筋膜时，刀刃方向与肌纤维平行。切除深筋膜后，应根据血管、神经与周围结构的关系、行径去寻找、追踪、显露各结构。实质性器官则从其门外寻找，如肝在肝门处寻找肝动脉、胆管、肝门静脉等。注意，一般在清理深部结构时宜采用钝性分离、“多分少割”的原则，即用无齿镊子、刀柄、刀背、血管钳等分离结构，少用刀刃、剪刀等切割，这是行之有效的解剖方法。

四、注意事项

1. 注重预习与总结 局部解剖学是通过实地解剖达到学习目的，要保证解剖效果和质量，必须做到事先预习、课后复习和总结。这里讲的预习包括：①对本次解剖的局部内容的了解，尤其是对该局部重要的血管、神经干、脏器等要有充分的掌握。可以按照本实验教程的“基本内容和学习要点”来预习；②对本次解剖操作步骤的了解，尤其是主刀的同学必须做到“心中有数”，解剖时才能“有的放矢”；③有些重要的结构需要复习系统解剖学等相关内容。

2. 明确分工与协作 提前分好组，一般一组一具遗体标本。一定要按教师指定的标本解剖，不得任意调换、自作主张。根据局部解剖学课程安排，每组同学要有具体分工，如有人主刀，有人辅助，有人阅读实验教程，轮流执行解剖操作。每次解剖操作课由轮值主刀的同学解剖操作、助手同学协助解剖；其余同学负责观察、监督和提醒，必要时阅读实验教程或教材相关内容，帮助主刀和助手共同完成解剖操作任务。所以，既要有分工明确更要有团结协作精神。

3. 严格操作步骤 在解剖操作过程中，严格按照实验教程的解剖程序和要求，逐步进行，不得任意改变顺序进度，以免损伤本次范围以外的结构，而影响后继的解剖顺序。解剖过程中如遇到找不到解剖结构或有其他问题时要随时请教老师，不得随意切割或敷衍了事。解剖操作需要“精益求精”，运用器械需要做到稳、准、轻、巧。要养成良好的习惯和正确的解剖方法，分离组织、显露结构尽可能清晰、美观进而追求精致。

4. 认真细致观察　无论是观察还是操作，都要按顺序进行，由浅入深，分清主次，这样才能形成一个完整、清晰的印象，体现出人体的立体层次关系。实地解剖的目的不仅仅是把标本解剖完毕，重要的是学习人体结构等知识，更重要的是在解剖过程中认真、细致、全面地观察和体验，做到心领神会，这些都不是从课本上或者老师讲课中能获得的。因此全体同学都要注意细致地观察，找到一结构应使全组同学均能看到，注意有否变异情况，随时做好记录。尤其是要切除某些结构时，一定要全组同学观察后再切除。

5. 其他　遵守实验室规则，进入实验室必须穿好隔离衣，自觉维护好实验室的教学秩序。爱护实验室内的一切设施，包括模型、挂图、多媒体设备及其他电器设备。解剖课结束时，每个解剖台上由每组参与解剖的同学负责整理标本恢复原位、包扎；清理碎组织残屑，搞好解剖台的清洁；然后先用湿布裹好标本，最后用塑料布等盖好。整个实验室的卫生由班长或组长安排值日同学来做，包括门窗玻璃、墙群、水池、讲台、黑板、地面等。要做到玻璃明净、台面洁净、黑板干净、水池清洁、地面整洁。

徐旭东

第一章 下肢

概 述

一、境界与分区

前方以腹股沟与腹部分界；后上方以髂嵴与腰部分界；上端内侧以股沟与会阴部分界；后内侧以骶尾骨外缘和骶部分界。

下肢可分为臀部、股部、膝部、小腿部、踝部和足部。

二、体表标志

髂嵴、髂结节、股骨大转子、坐骨结节、耻骨联合、耻骨结节、髌骨、股骨髁、胫骨髁、腓骨头、内踝和外踝、舟骨粗隆、第五跖骨粗隆。

第一节 股前内侧区的解剖

【目的要求】

1. 掌握下肢的体表标志和动脉、神经的体表投影。

2. 掌握大隐静脉的起止、行程、属支。

3. 掌握肌腔隙、血管腔隙、股鞘和股三角组成及内容。掌握股管的组成及其临床意义。

4. 掌握收肌管的组成及内容。

5. 熟悉腹股沟浅淋巴结的分群、位置、收集范围及淋巴回流。

6. 熟悉股内侧区闭孔神经的行程、分支。

7. 了解阴部外动脉、腹壁浅动脉、旋髂浅动脉的行程及分布。了解股前内侧区皮神经的分布。

【基本内容及学习要点】

(一) 浅层结构

1. 皮肤

2. 浅筋膜在近腹股沟处分为脂肪层和膜性层，分别与腹前壁下部的 Camper 筋膜和 Scarpa 筋膜相延续。膜性层在腹股沟韧带下方约 1cm 处与股部深筋膜（阔筋膜）相融合。

(1) 浅动脉：①旋髂浅动脉；②腹壁浅动脉；③阴部外动脉；④股外侧浅动脉；

(2) 浅静脉：大隐静脉 great saphenous vein 在股骨内侧髁后方约 2cm 处至大腿内侧部，向前上行至耻骨结节外下方穿隐静脉裂孔，汇入股静脉。汇入股静脉前，大隐静脉收纳五条属支，即旋髂浅静脉、腹壁浅静脉、阴部外静脉、股内侧浅静脉及股外侧浅静脉（见彩图 1）。

(3) 腹股沟浅淋巴结：可分为上、下两群，上群斜行排列于腹股沟韧带下方；下群沿大隐静脉末段纵行排列。

(4) 皮神经：①股外侧皮神经；②股神经前皮支；③股神经内侧皮支；④闭孔神经皮

支，此外还有生殖股神经和髂腹股沟神经的分支。

（二）深层结构

1. 深筋膜 大腿深筋膜称阔筋膜或大腿固有筋膜。

（1）髂胫束 iliotibial tract：上部分为两层，包裹阔筋膜张肌，下端止于胫骨外侧髁。

（2）隐静脉裂孔 saphenous hiatus：又称卵圆窝，腹股沟韧带中、内 1/3 交界处的下方约 1 横指处或耻骨结节下外方约 3～4cm 处阔筋膜的卵圆形薄弱区。有大隐静脉及其属支穿入。

2. 骨筋膜鞘 阔筋膜向深面分别发出股内侧、股外侧及股后 3 个肌间隔，形成前、内侧和后骨筋膜鞘。

3. 肌腔隙与血管腔隙 腹股沟韧带与髋骨间被髂耻弓分隔成。

（1）肌腔隙 lacuna musculorum：前界为腹股沟韧带外侧部，后界为髂骨，内侧界为髂耻弓。内有髂腰肌、股外侧皮神经及股神经通过。

（2）血管腔隙 lacuna vasorum：前界为腹股沟韧带内侧部，后界为耻骨肌筋膜及耻骨梳韧带，内侧界为腔隙韧带（又称陷窝韧带），外侧界为髂耻弓。腔隙内有股鞘及其包含的股动脉、股静脉、股管、生殖股神经的股支及淋巴管通过（见彩图 1）。

4. 股三角 femoral triangle（见彩图 1）

（1）境界：上界为腹股沟韧带，外下界为缝匠肌内侧缘，内下界为长收肌内侧缘，前壁为阔筋膜，后壁凹陷，自外侧向内侧为髂腰肌、耻骨肌和长收肌及其筋膜。

（2）内容：股三角内的结构由外向内依次为：有股神经、股鞘及其包含的股动脉、股静脉、股管、腹股沟深淋巴结和脂肪组织等。

5. 收肌管 adductor canal

又称 Hunter 管，位于股中 1/3 段前内侧，缝匠肌的深面。收肌管的上口与股三角尖相通，下口为收肌腱裂孔 adductor tendinous opening，通腘窝上角，故收肌管又称股腘管。

6. 股内侧区的血管和神经 股内侧肌群及闭孔动、静脉和闭孔神经经闭膜管出骨盆至股部。

【解剖操作及观察要点】

一、体表标志 在标本上或者活体确认髂前上棘、耻骨结节、胫骨粗隆。

二、皮肤切口（图 1－1）

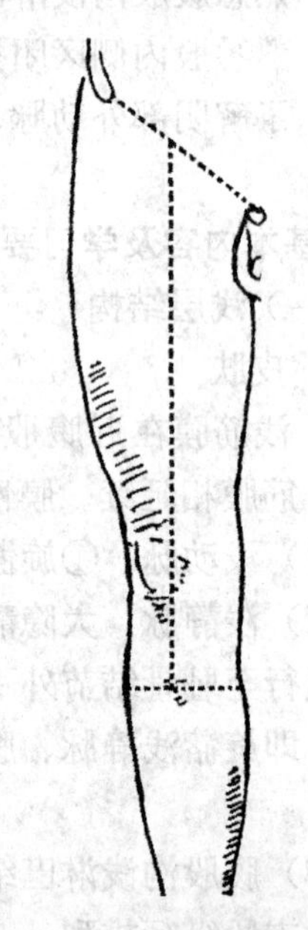

图 1－1 股前内侧区皮肤切口

1. 上斜切口 从髂前上棘沿腹股沟斜行切至耻骨结节。

2. 下横切口 经胫骨粗隆水平向内、外侧切至小腿的内、外侧。

3. 纵切口 由上切口中点向下，沿大腿前面作纵切口，切至下切口。

注意各切口均应浅切，尤其是横切口和斜切口不可切破浅筋膜，以免损伤深层结构。向两侧翻起皮肤，显露出浅筋膜。

三、层次解剖及观察

1. 解剖浅筋膜

（1）解剖大隐静脉及其属支：

1）游离大隐静脉主干，在股骨内侧髁后缘脂肪组织内寻认并清理出大隐静脉及其伴行的隐神经。向上沿大腿内侧及前面循大隐静脉主干追踪至耻骨结节外下约 3cm 处隐静脉裂孔处。

2）追踪大隐静脉的主要属支，由大隐静脉向不同方向追踪并游离其主要属支：①向肚脐方向追踪腹壁浅静脉；②向髂前上棘方向追踪旋髂浅静脉；③向外阴部方向追踪阴部外静脉；④向股内下方和外下方分别追踪股内、外侧浅静脉。注意前 3 个属支可有同名动脉伴行。

（2）观察腹股沟浅淋巴结：在腹股沟韧带稍下方和大隐静脉近侧端两旁的脂肪中寻找和观察腹股沟浅淋巴结。用镊子提起一淋巴结，用刀尖背面沿淋巴结四周做辐射状剥离，可见一些细丝状的淋巴管与淋巴结相连。

（3）解剖皮神经：①股外侧皮神经，后支在髂前上棘下方约 5cm 处、前支在髂前上棘下方约 10cm 处穿出深筋膜；②股神经前皮支和内侧皮支，于大腿中、下部沿缝匠肌表面穿出深筋膜；③闭孔神经皮支，于大腿上部内侧穿出阔筋膜（大约在缝匠肌中点内侧 3 横指处可找到该神经）。上述皮神经查到即可，不必过分费时追踪观察。

2. 解剖深筋膜

（1）剖查隐静脉裂孔：用镊子轻轻提起大隐静脉近端，用刀柄末端轻轻推移静脉周围的疏松结缔组织，可显露出由阔筋膜形成的一卵圆形浅窝即是隐静脉裂孔，呈“C”形。隐静脉裂孔上覆盖有多孔的结缔组织膜即筛筋膜，大隐静脉穿过筛筋膜注入股静脉。窝的外侧缘即为镰缘，较为清晰，查证其上角、下角。内侧缘不明显。

（2）剖查髂胫束：清理股前全部浅筋膜，保留已剖出的血管和神经，观察大腿阔筋膜。在股外侧面，阔筋膜增厚的部分位于髂嵴前部和胫骨外侧髁之间，称髂胫束。髂胫束的上部两层之间包有阔筋膜张肌。沿阔筋膜张肌和髂胫束前缘纵行切开阔筋膜至髌骨外侧缘，将髂胫束向外侧牵开，用手指或刀柄查证髂胫束。

3. 解剖股前群肌　自髂前上棘沿缝匠肌内侧缘切开阔筋膜，显露缝匠肌；成片清理阔筋膜，修洁缝匠肌和股四头肌。注意保留穿出阔筋膜的皮神经和髂胫束。观察股四头肌四头的位置及纤维方向，观察股四头肌腱，可见其包绕髌骨形成髌韧带附着于胫骨粗隆。体会二肌的作用。

4. 解剖股三角及其内容

（1）打开股鞘：在腹股沟韧带中部下方，纵行切开深筋膜（即打开股鞘的前壁），可以见到一个致密结缔组织鞘，包裹股部的大血管，即股鞘。股鞘呈漏斗形，长约 3～4cm。从前方纵行切开鞘前壁，可见有 2 个薄的纤维垂直隔将其分为三个腔：外侧腔隙含股动脉；中间腔隙含股静脉；内侧腔隙称股管，是股静脉内侧的潜在性间隙，管内含有疏松结缔组织和淋巴结，长约 1.5cm。切开股管前壁，移去淋巴结后，用小指顺股静脉内侧向上探入股管，体会股管的上口即股环仅借一层腹膜与腹腔内脏相隔，下口为盲端。验证它的上口（股环），辨别其边界，前界为腹股沟韧带；后界为耻骨梳韧带；内侧界为腔隙韧带，外侧界为与股静脉分隔的纤维隔。

（2）剖查股三角的边界：移去股部阔筋膜，清理查证股三角的边界。上界为腹股沟韧带，外侧界为缝匠肌内侧缘，内侧界为长收肌内侧缘，前壁为阔筋膜，后壁为髂腰肌、耻骨肌及其筋膜。

（3）剖查股三角内的结构：在股三角内，由外向内依次为股神经、股动脉、股静脉和腹股沟深淋巴结等。

1）解剖股动脉及其分支和股静脉：清理股鞘周围的结缔组织，游离股动脉、静脉主干，股动脉、静脉在上方腹股沟韧带中点深面由髂外动脉、静脉延续而来（解剖盆腔时观察），向下进入缝匠肌深面的收肌管。股静脉自后逐渐移行于股动脉的内侧，其属支与股动脉的分支伴行。清理过程中注意在股静脉和股管周围，可见有3～4个腹股沟深淋巴结，并勿损伤股动脉分支。

2）追踪股动脉分支：先从股动脉起始处附近分离辨认三条浅动脉：腹壁浅动脉、旋髂浅动脉和阴部外动脉。然后在腹股沟韧带下方约2～5cm处找出自股动脉后外侧壁发出的股深动脉，追踪股深动脉在股血管的后方向后内下方至长收肌的深面。寻找股深动脉的分支：①旋股外侧动脉，经缝匠肌深面进入股直肌深面，分为升、降、横支营养邻近肌肉；②旋股内侧动脉，自股深动脉的内侧壁发出，经髂腰肌与耻骨肌之间行向后内；③穿动脉，一般3～4支，穿过耻骨肌下缘、短收肌前面及下缘和大收肌至股后区。

注意：旋股内、外侧动脉常有变异，有时可直接发自股动脉；有时一支发自股动脉，另一支发自股深动脉。

3）解剖股神经及其分支：于腹股沟韧带下方，紧贴股动脉的外侧垂直切开髂腰肌筋膜，暴露股神经。沿股神经主干向下游离其分支：①股神经前皮支穿缝匠肌浅出；②隐神经贴附股动脉前面下降；③肌支进入肌肉支配大腿前群肌。

5. 解剖收肌管及其内容

（1）解剖观察收肌管的构成：在股三角尖处切断缝匠肌，将离断的下半部分牵向下方，可看到张于股内侧肌与长收肌、大收肌之间有一层致密结缔组织，即收肌腱板。隐神经和膝降动脉一起穿收肌腱板的下部，经股薄肌与缝匠肌之间至膝关节内侧部。将镊子自股三角尖插入腱板深面，沿镊子纵行切断收肌腱板，显露收肌管。查证收肌管前壁为缝匠肌和收肌腱板，外侧壁为股内侧肌，后内侧壁为长收肌和大收肌。在大收肌腱与股骨下端之间确认收肌腱裂孔，股血管穿裂孔入腘窝改名为腘血管。

（2）探查收肌管内的结构：清理股管内的血管和神经，观察其排列关系：由前向后依次为隐神经、股动脉、股静脉。追踪股血管穿过收肌腱裂孔处，此处股血管改名为腘动脉和腘静脉。

6. 解剖股内侧肌群及闭孔血管、神经

修洁股内侧的股薄肌，再清理长收肌和耻骨肌。钝性游离长收肌使之与其深面的短收肌分离，然后从长收肌起点下方5cm横断该肌并翻开，显露短收肌，找出走行于短收肌前面的闭孔神经前支，追踪闭孔神经的前支，查寻其分支分布。清理短收肌的边界，使之与深面的大收肌分离，观察行于短收肌后面（深面）的闭孔神经后支及大收肌。

7. 总结股前内侧区的解剖内容，复查已解剖出的各个结构，并逐一复位，将标本包裹好，清洁解剖台，结束本次解剖实习课。

【临床联系】

1. 大隐静脉曲张是生活中的常见疾病。长期站立工作，特别是重体力劳动，是该病的诱因。早期的症状是：长时间站立后，腿酸胀不适，容易疲劳、乏力；一般来说早晨起床时症状较轻，工作忙碌一天后，晚上症状加重；静脉曲张发展到中晚期出现足踝部的溃疡。治疗方法有：①手术疗法；②硬化疗法；③溶栓通脉疗法。

2. 股静脉穿刺　穿刺点选择在髂前上棘与耻骨结节之间连线的中、内段交界点下方2～3cm处，股动脉搏动处的内侧0.5～1.0cm处。主要用于婴幼儿其他部位采血困难或其他疾病需介入治疗时。

3. 腹壁浅动脉和旋髂浅动脉此二支血管约有半数共干发自股动脉。临床上常用带有腹壁浅动脉和旋髂浅动脉或二者共干的腹股沟皮瓣进行移植。

【思考题】

1. 名词解释：（1）股管；（2）股鞘；（3）股环。

2. 简答题

（1）试述股三角的边界及内容。

（2）简述收肌管的位置及内容。

（3）试阐述股疝形成的解剖学基础。

第二节　小腿前外侧区及足背的解剖

【目的要求】

1. 掌握小腿前、外侧骨筋膜鞘的内容。小腿前、外侧肌群及血管神经分布。

2. 掌握足背的层次及足背动脉的行程、分支。

3. 了解小腿前外侧区、踝前区与足背的皮肤与浅筋膜特点及皮神经和浅静脉的配布。

【基本内容及学习要点】

一、小腿前外侧区

（一）浅层结构

1. 皮肤

2. 浅静脉大隐静脉起于足背静脉弓的内侧。

3. 皮神经　①隐神经 saphenous nerve；②腓浅神经 superficial peroneal nerve。

（二）深层结构

小腿的前、后肌间隔，胫、腓骨骨膜及其间的骨间膜与小腿前区的深筋膜，共同围成骨筋膜鞘。深筋膜在小腿下部及踝前部显著增厚形成伸肌上、下支持带。

1. 前骨筋膜鞘　容纳小腿前群肌，胫前动、静脉及腓深神经 deep peroneal nerve。

2. 外侧骨筋膜鞘　容纳小腿外侧群肌和腓浅神经等。腓浅神经在腓骨颈高度由腓总神经分出，于小腿中、下 1/3 交界处，经腓骨长肌前缘穿深筋膜浅出至皮下。

二、足背

（一）浅层结构

1. 皮肤

2. 浅静脉　足背静脉弓及其属支，其内、外侧端分别合成大、小隐静脉。

3. 皮神经　足背内侧为隐神经和外侧的腓肠神经终支（足背外侧皮神经），足背中央为腓浅神经终支（足背内侧皮神经和足背中间皮神经），在第 1、2 趾相对面背侧有腓深神经分布。

（二）深层结构

1. 足背动脉 dorsal artery of foot　在踝关节前方行于跗长伸肌腱和趾长伸肌腱之间，位置表浅，其搏动易于触摸。主干发出以下分支：跗外侧动脉、跗内侧动脉、弓状动脉（弓上发出 3 支跖背动脉）、足底深支（穿第 1 跖骨间隙至足底参与组成足底弓）和第 1 跖背动脉。

2. 腓深神经　多行于足背动脉的内侧，分成内、外侧两终支，分布于足背肌、足关节及第 1、2 趾相对面背侧的皮肤。

3. 足背膜间隙及内容 足背筋膜分为浅、深两层。浅、深两层间围成足背筋膜间隙，内有趾长伸肌腱及腱鞘，趾短伸肌及其腱，足背动脉及其分支和伴行静脉及腓深神经。

【解剖操作及观察要点】

一、体表标志 标本仰卧位，下肢略外展外旋。摸认胫骨粗隆、胫骨前缘、腓骨头、内踝、外踝。

二、皮肤切口（图 1-2）

1. 在内、外踝水平作一过踝关节前方的横切口。

2. 沿足趾根部，趾蹼背侧作一横切口达足背内、外侧缘。

3. 延长大腿前面纵切口直达内、外踝水平的横切口处。

4. 循上述 1、2 条切口中点，纵切足背皮肤，直达第 3 趾尖。将皮肤翻向两侧。注意膝部、踝部、足背部的皮肤切口要浅，翻皮要薄，切勿损伤浅筋膜内的浅静脉和皮神经。

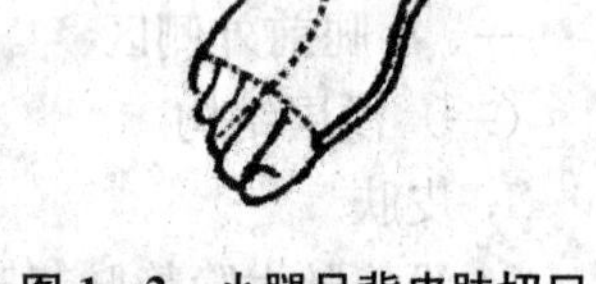

图 1-2 小腿足背皮肤切口

三、层次解剖与观察

1. 解剖浅筋膜

（1）小腿前外侧区浅筋膜内的结构

1）剖查大隐静脉和隐神经：二者伴行。沿股前内侧区解剖出的大隐静脉，沿小腿内侧向下追踪并修洁至足背静脉弓，同时找出与其伴行的隐神经。

2）解剖腓浅神经：在小腿外侧中、下 1/3 交界处由深筋膜浅出，仔细寻找腓浅神经的皮支，并追踪修洁至足背远端。

（2）解剖足背浅筋膜内的结构

1）足背静脉弓：其内、外侧端分别续于大、小隐静脉，并分别经内踝前方和外踝后方上行至小腿。

2）隐神经末段：与大隐静脉伴行经内踝前方降入足背，沿足背内侧缘前行至踇趾内侧缘。

3）腓肠神经终支：经外踝后方进入足背外侧缘即称足背外侧皮神经，沿足背外侧缘前行至小趾外侧缘。

4）足背内侧和中间皮神经：由腓浅神经分出经踝前区进入足背，分布于第 2～5 趾背皮肤。

2. 解剖深筋膜

从胫骨外侧髁前方向下纵行切开深筋膜，可见小腿上部深筋膜较厚；小腿中部深筋膜较薄；小腿下部和踝关节上方的深筋膜横行纤维增厚，即伸肌上支持带（小腿横韧带）。踝关节前下方近足背处，深筋膜又显著增厚，呈横位的“Y”型，即伸肌下支持带（小腿十字韧带）。观察此二支持带的附着及境界。

3. 小腿前外侧区深层结构

（1）解剖小腿前群肌

1）剖查小腿前群肌：修洁小腿前群肌，由胫侧向腓侧辨认胫骨前肌、踇长伸肌、趾长伸肌和第 3 腓骨肌，注意踇长伸肌上部位置较深，下部肌腱浅出。

2）剖查小腿外侧群肌：修洁腓骨长、短肌，腓骨短肌位于腓骨长肌深面。向下追踪腓骨长、短肌，确认腓骨短肌止于第五跖骨粗隆，腓骨长肌腱绕过足外侧缘的骰骨进入足底。

(2) 解剖胫前动、静脉

1) 在小腿上段，胫前动脉、静脉位置较深，可在胫骨前肌与趾长伸肌之间、小腿骨间膜前面找到，追踪至它穿过骨间膜上缘处，在此处附近，胫前动脉向膝关节发出一胫前返动脉。

2) 在小腿下段，胫前动脉、静脉位置较浅，可在胫骨前肌与踇长伸肌之间找到。

3) 确认胫前动脉、静脉在内、外踝连线的中点延续为足背动脉、静脉。

(3) 解剖腓浅、深神经

1) 在腓骨颈外侧找到腓总神经，其绕过腓骨颈前面进入腓骨长肌深面，并发出三个分支：胫前返神经、腓浅神经和腓深神经。将尖头镊沿腓总神经方向向前插入腓骨长肌，按腓总神经的走向切断该肌，即可显露上述三条神经。

2) 观察腓浅神经，行于腓骨长、短肌之间，其肌支支配此二肌，下行至小腿前外侧中、下 1/3 交界处穿出深筋膜至皮下。

3) 追踪腓深神经，沿胫前动脉寻找和修洁腓深神经达足背。

(4) 解剖足背的深层结构

1) 清理踇长伸肌腱和趾长伸肌腱。

2) 找出其深面的踇短伸肌和趾短伸肌。

3) 腓深神经，于踝关节前方找出腓深神经及与其伴行的足背动、静脉。

4) 第 1 跖背动脉和足底深支，于第 1 跖间隙近侧段发出此二分支。

【临床联系】

1. 小腿前内侧区浅筋膜疏松，脂肪组织少，轻度水肿时，临床多在内踝上方指压检查。易出现压痕。

2. 腓总神经绕经腓骨颈处位置表浅，又紧贴骨面，易因外部压迫或腓骨颈骨折而受损伤。腓总神经损伤表现为足下垂和马蹄内翻足，小腿远端皮肤及足背部分皮肤发生感觉障碍。

【思考题】

1. 小腿前骨筋膜鞘包含的肌肉及穿过的血管神经束。

2. 钩状足、足下垂和马蹄内翻足分别是哪条神经病变引起的?

第三节　臀区和股后区的解剖

【目的要求】

1. 掌握通过梨状肌上、下孔及坐骨小孔的血管和神经。

2. 掌握坐骨神经在股后区的行程、分支及体表投影。

3. 熟悉臀区的深筋膜及肌肉的层次排列。坐骨神经与梨状肌的关系和类型。股后皮神经的行程和分布。

4. 了解臀区皮神经的来源和分布。髋关节周围动脉网的吻合及临床意义。

【基本内容及学习要点】

一、浅层结构

(一) 臀部皮肤与浅筋膜　皮肤较厚，浅筋膜脂肪层厚。皮神经可分三组，①臀上皮神经 superior clunial nerves；②臀下皮神经 inferior clunial nerves；③臀内侧皮神经 middal clunial nerves 又称臀中皮神经。

（二）股后区的皮肤与浅筋膜　浅筋膜内有较粗大的股后皮神经。

二、深层结构

（一）臀部

1. 深筋膜　臀部的深筋膜称臀筋膜 gluteal fascia，上方附着于髂嵴，向下续于阔筋膜。臀筋膜在臀大肌上缘分为两层包绕臀大肌。

2. 肌层　臀肌属髋肌后群，分为三层。浅层有臀大肌与阔筋膜张肌；中层由上而下依次是臀中肌、梨状肌、上孖肌、闭孔内肌、下孖肌和股方肌；深层有臀小肌和闭孔外肌。

3. 梨状肌上、下孔及孔内穿行的结构

(1) 梨状肌上孔：穿经该孔的结构由外侧至内侧依次为：臀上神经、臀上动脉及臀上静脉。

(2) 梨状肌下孔：穿经该孔的结构由外侧至内侧大致为：坐骨神经、股后皮神经，臀下神经，臀下动、静脉，阴部内动、静脉及阴部神经 pudendal nerve。

(3) 坐骨神经与梨状肌的关系：据统计，坐骨神经与梨状肌的关系常有变异。常见类型有，其中以一总干经梨状肌下孔出盆者为常见型，约占 66.3%；变异型以坐骨神经在盆内已分为两支，胫神经出梨状肌下孔，而腓总神经穿梨状肌肌腹者，约占 27.3%；其变异型约占 6.4%。

(4) 坐骨小孔及其穿行结构：经过坐骨小孔 lessor sciatic foramen 的结构由外侧向内侧依次有：阴部内动脉、阴部内静脉及阴部神经。它们经坐骨小孔至坐骨直肠窝，分布于窝内结构及肛管下部，主干继而前行至尿生殖区，分布于会阴及外生殖器。

（二）股后区

1. 后骨筋膜鞘　容纳股后群肌、坐骨神经、深淋巴结及淋巴管。

2. 坐骨神经 sciatic nerve　是全身最粗大的神经，起自骶丛，多以单干形式由梨状肌下孔出盆腔，在臀大肌深面、股方肌浅面下行，经坐骨结节与股骨大转子之间至股后区，沿大收肌与股二头肌长头之间，下行近腘窝上角处，即分为胫神经和腓总神经二终支。

【解剖操作及观察要点】

一、体表标志

取标本俯卧位，结合活体扪认髂前上棘、髂后上棘、髂嵴、尾骨尖、大转子、坐骨结节及臀裂、臀沟等。

二、皮肤切口（图 1－3）

1. 上切口　从髂前上棘沿髂嵴切到髂后上棘，再向内侧切至骶部正中。

2. 正中切口　由上切口内侧端沿骶骨正中垂直向下切至尾骨尖。

3. 下切口　由尾骨尖绕过肛门外侧缘斜向外下沿臀沟至股外侧中部。

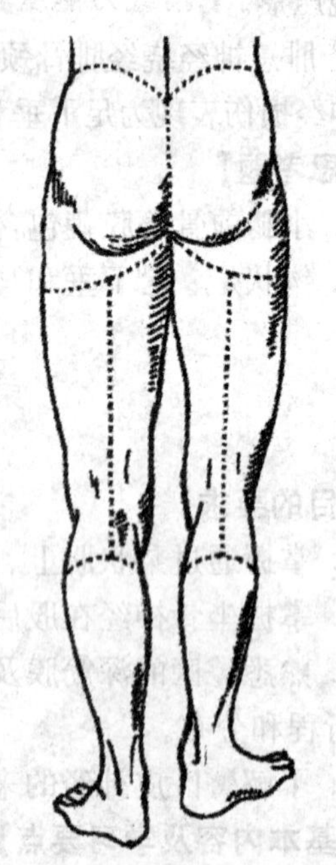

图 1－3　臀部、股后区皮肤切口

4. 膝下切口　经过腘窝下方（相当于胫骨粗隆水

平）作一横切口。

5. 股后纵切口　由第3切口中点向下沿股后正中线纵切至膝下切口。

将臀区皮肤翻向外侧，股后区皮肤翻向两侧。注意髂嵴和骶骨外侧部等处浅筋膜较薄，切口和翻皮瓣时不宜过深，以免损伤浅筋膜中的血管、神经。

三、层次解剖与观察

1. 解剖浅筋膜内的结构

首先在髂结节与髂后上嵴之间，沿髂嵴向下钝性分离浅筋膜，寻找由第1～3腰神经发出的后支，即为臀上皮神经，并向下追踪至臀上部。臀区内侧中份，臀大肌起始部浅面的浅筋膜内，寻认穿臀大肌至浅层的臀中皮神经；在臀大肌下缘中点附近，寻找从下向上的臀下皮神经2～3支（股后皮神经的分支）。然后清理浅筋膜，保留已剖出的皮神经，并查证臀区浅筋膜较厚且致密。

2. 观察深筋膜

臀区深筋膜即臀筋膜非常发达，它发出纤维伸入臀大肌肌束内，故不易清理。查证观察臀筋膜的延续，向上附着于髂嵴，向外下移行为阔筋膜，向下移行于股后深筋膜。将臀大肌肌纤维绷紧，刀刃沿肌纤维方向成片剔除臀筋膜。

3. 解剖深层结构

（1）解剖臀大肌及股后皮神经

1）游离股后皮神经：股后皮神经紧贴臀大肌和阔筋膜的深面走行，在臀大肌下缘和股二头肌长头相交处，纵行切开深筋膜直达腘窝。在深筋膜的深面寻找股后皮神经。

2）解剖臀大肌

①观察并分离臀大肌：修洁并分离臀大肌上、下缘，置大腿外旋位，使臀大肌松弛，在大转子内侧将手指或刀柄从肌的上、下缘伸入该肌深面作钝性分离，注意手指可能触及从深面进入臀大肌的血管、神经，勿伤及。

②切断臀大肌：从髂骨、骶骨、尾骨的背面，距臀大肌的起点2cm处弧形切开臀大肌。注意以左手抬起臀大肌，右手持刀，刀垂直于肌纤维全层切断，将肌向外下方翻起。由于臀大肌肥厚，不能一次性完全切断，需随时用手指或刀柄伸入臀大肌下部的深面，做钝性分离，边分离边切断，注意不要伤及其深面的血管、神经。臀大肌下缘内侧部有部分纤维起自其深面的骶结节韧带，需用刀尖将肌纤维从韧带上剥离（不要切断骶结节韧带），然后再将臀大肌翻向外下，分离修洁从臀大肌深面进入肌下部的臀下血管和神经以及进入肌上部的臀上血管浅支，观察后在距肌1cm处将血管神经切断。

③观察滑液囊：在臀大肌与股骨大转子之间为滑液囊，戳破此囊有时可见黏液淌出。

3）辨认深层各肌：在不伤及血管神经的情况下，清除肌肉表面的疏松结缔组织，辨认臀大肌深面各肌：

①梨状肌：该肌的位置在臀区很重要。梨状肌从坐骨大孔穿出，将坐骨大孔分为梨状肌上孔和下孔。

②臀中肌和臀小肌：臀中肌位于梨状肌外上方，部分被臀大肌覆盖。臀小肌位于臀中肌深面，牵开臀中肌下缘钝性分离，沿该肌中份切断之，可观察到其深面的臀小肌。

③其他肌肉：闭孔内肌横穿坐骨小孔，以长的肌腱止于股骨转子窝，此肌腱的上、下方分别有上孖肌、下孖肌。在下孖肌的下方确认股方肌，它延伸于坐骨结节与股骨转子间嵴之间。在股方肌与孖肌之间的深面，找到闭孔外肌腱，只有切开（一般不切该肌）股方肌，才

能进一步暴露闭孔外肌。

④将臀大肌复位，观察臀大肌下间隙及其交通情况并考虑其临床意义。

(2) 剖查梨状肌上孔的血管和神经：在梨状肌的内上方，寻找由梨状肌上孔穿出的臀上动脉、臀上静脉和臀上神经。

(3) 剖查梨状肌下孔的血管和神经：在梨状肌下孔，由外向内依次为坐骨神经，股后皮神经，臀下动、静脉，臀下神经，阴部内动、静脉和阴部神经。

(4) 观察坐骨神经及其毗邻：坐骨神经是全身最粗大的神经，经坐骨结节和股骨大转子之间下行。坐骨神经变异较常见，注意观察变异类型。在臀大肌下缘与股二头肌长头之间坐骨神经位置表浅，提起坐骨神经，在其深面由上而下清理上孖肌、闭孔内肌腱、下孖肌和股方肌。

(5) 观察股后区的肌肉及血管神经：修洁半膜肌、半腱肌和股二头肌。在股二头肌深面，追踪坐骨神经及支配的股后肌群及大收肌。在坐骨神经深面寻找股深动脉发出的穿动脉，观察其穿过短收肌和大收肌。

(6) 剖查完毕，将各结构恢复原位，在体表查验坐骨神经的体表投影。

【临床联系】

1. 臀部肌肉注射位置选择的解剖学基础　为了避开臀部大的血管和神经，臀部肌肉注射时，臀部划一十字形分为四区，应选择外上象限。

2. 梨状肌综合征　由于各种原因所致臀部梨状肌部位肌肉紧张、痉挛、水肿或压迫坐骨神经而致疼痛或反射下肢痛者，也称梨状肌损伤综合征。

3. 坐骨神经痛　坐骨神经痛是指坐骨神经病变，沿坐骨神经通路即腰、臀部、大腿后、小腿后外侧和足外侧发生的疼痛症状群。坐骨神经是支配下肢的主要神经干。坐骨神经痛又属于腰腿痛的范畴，有部分是由腰椎间盘突出压迫坐骨神经所致。坐骨神经痛患者首先要注意改变生活方式，平时应多做康复锻炼；生活中尽可能避免穿带跟的鞋，重心的稍许前移都会使疼痛症状加重，有条件的可选择负跟鞋；日常生活中应卧硬板床，取平卧位，保持脊柱的稳定，减少椎间盘承受的压力。

【思考题】

1. 名词解释：(1) 臀筋膜；(2) 坐骨小孔。

2. 简答题

(1) 臀部肌肉的层次。

(2) 梨状肌上、下孔穿过的结构。

(3) 股后肌群的名称及坐骨神经的行程。

第四节　腘窝和小腿后区的解剖

【目的要求】

1. 掌握膝后区的层次及腘窝的边界和内容。

2. 掌握小腿后骨筋膜鞘的构成及内容。

3. 掌握踝管的形成及通过的内容。

4. 熟悉小腿后肌群及血管神经分布。

5. 了解小腿后区皮神经分布。

【基本内容及学习要点】

一、腘窝 popliteal fossa

（一）浅层结构

1. 皮肤

2. 浅筋膜

（1）小隐静脉：穿深筋膜上行至腘窝，汇入腘静脉。

（2）腘浅淋巴结：分布于小隐静脉末段的周围。

（3）皮神经：①股后皮神经的末支；②隐神经；③腓肠外侧皮神经的分支。

（二）深层结构

1. 腘窝的境界　腘窝为膝后区的菱形凹陷，上外侧界为股二头肌；上内侧界为半腱肌和半膜肌；下内、外侧界分别为腓肠肌内、外侧头；腘窝的顶为腘筋膜；窝底自上而下分别为股骨腘面、膝关节囊后部及腘斜韧带、腘肌及其筋膜。

2. 腘窝的内容　腘窝内含有重要的血管神经，在腘窝中部，由浅入深依次为胫神经、腘静脉和腘动脉，腘窝的外上界还有腓总神经。血管周围有腘深淋巴结。

（1）胫神经 tibial nerve　居腘窝最浅面，为坐骨神经在腘窝上角处分出，沿腘窝中线下行至腘肌下缘，穿比目鱼肌腱弓深面进入小腿后区。

（2）腓总神经 common peroneal nerve　为坐骨神经的另一终末支，自腘窝外上角，经股二头肌腱内侧缘行向外下，越腓肠肌外侧头表面，至腓骨头下方并绕过腓骨颈，向前穿腓骨长肌起始部，即分为腓浅神经及腓深神经两终支。

（3）腘动脉 popliteal artery　位置较深，紧贴股骨腘面及膝关节囊后部。垂直向下达腘肌下缘，分为胫前动脉和胫后动脉。该动脉除发出肌支分布于邻近诸肌外，尚有五条关节支，即膝上内、外侧动脉，膝中动脉及膝下内、外侧动脉。

（4）腘静脉 popliteal vein　由胫前、后静脉在腘窝下角处汇合而成，并接受小隐静脉的注入。

（5）腘深淋巴结　位于腘动、静脉周围，约有4～5个。

二、小腿后区

（一）浅层结构

1. 皮肤

2. 浅筋膜

（1）小隐静脉 small saphenous vein 起自足背静脉弓的外侧端，伴腓肠神经绕外踝后方上行至小腿后区，继而沿中线上行。在腘窝下角处，穿腘筋膜入腘窝，汇入腘静脉。

（2）腓肠神经 sural nerve 位于小腿下1/3段，多数由腓肠内侧皮神经与腓肠外侧皮神经的腓神经交通支于小腿后区下部吻合而成。

（二）深层结构

小腿后区的深筋膜致密，与胫、腓骨骨膜、骨间膜及小腿后肌间隔共同围成后骨筋膜鞘，容纳小腿后群肌，胫后动、静脉及胫神经。

1. 后骨筋膜鞘　小腿后骨筋膜鞘分浅、深两部。浅部容纳小腿后群肌浅层，即小腿三头肌；深部容纳小腿后区血管神经束及小腿后群肌的深层。近腘窝处有腘肌，在小腿上份自外侧至内侧分别有踇长屈肌、胫骨后肌及趾长屈肌。在内踝后上方，趾长屈肌腱越过胫骨后肌腱的浅面斜向其外侧，至足底与踇长屈肌腱形成“腱交叉”。

2. 血管神经束

(1) 胫后动脉 posterior tibial artery 为腘动脉的直接延续，向下穿比目鱼肌腱弓深面，在小腿后区浅、深层肌之间下行，主干经内踝后方进入足底。胫后动脉在起始部的稍下方发出腓动脉。

(2) 胫后静脉 posterior tibial veins 有 2 支，伴行于胫后动脉的两侧，其属支与动脉同名。

(3) 胫神经为坐骨神经本干的直接延续，与胫后血管相伴，沿小腿后群肌浅、深层之间下行，经内踝后方进入足底。该神经发出肌支支配小腿后群肌；皮支为腓肠内侧皮神经，与小隐静脉上段伴行，分布于小腿后面内侧的皮肤；关节支分部于膝、踝关节。

三、踝管 malleolar canal

(一) 浅层结构

1. 皮肤。

2. 浅筋膜较疏松，跟腱内侧有较多脂肪。跟腱与皮肤之间有跟皮下囊，跟腱止端与跟骨骨面之间有跟腱囊。

(二) 深层结构

1. 踝管的构成　踝后区深筋膜在内踝和跟结节内侧面之间的部分增厚，形成屈肌支持带 flexor retinaculum，又称分裂韧带。屈肌支持带与跟骨内侧面和内踝共同围成踝管。

2. 踝管穿过的结构　屈肌支持带向深面发出 3 个纤维隔，将踝管分成 4 个通道，由前向后依次为：①胫骨后肌腱；②趾长屈肌腱；③胫后动、静脉和胫神经；④䠂长屈肌腱。

【解剖操作及观察要点】

一、体表标志　标本俯卧位，摸认内踝、外踝和跟腱。

二、皮肤切口（图 1-4）

1. 在腘窝下缘做一横切口。

2. 在内外踝水平过踝关节后方做一横切口。

3. 沿小腿后区正中做一纵切口，与 1、2 切口相连，将皮肤翻向两侧。

4. 由切口 2 中点做一垂直切口直达足跟，把皮肤尽量向两侧翻开。

注意踝部的横切口不宜过深，翻皮瓣勿深，以免伤及深层结构。

三、层次解剖与观察

1. 解剖浅筋膜　在外踝后下方的浅筋膜中，剖查小隐静脉及伴行的腓肠神经，向上追踪至腘窝的深筋膜为止。沿腓肠神经向上解剖，于小腿后面正中线深筋膜深面，可找到腓肠内侧皮神经（起自胫神经）。在腓骨头后方约 5cm 处，找出腓总神经发出的腓肠外侧皮神经和腓神经的交通支，观察腓肠神经是怎样形成的。保留已剖出的小隐静脉和伴行的腓肠内侧皮神经及腓肠神经、腓神经交通支及腓肠外侧皮神经，剔除浅筋膜。

2. 解剖深筋膜　切开厚而坚韧的腘筋膜，在小隐静脉末端附近，有时可见 1～2 个腘淋巴结，观察后清除。修洁腘窝边界的肌肉，同时清除小腿后区的深筋膜。

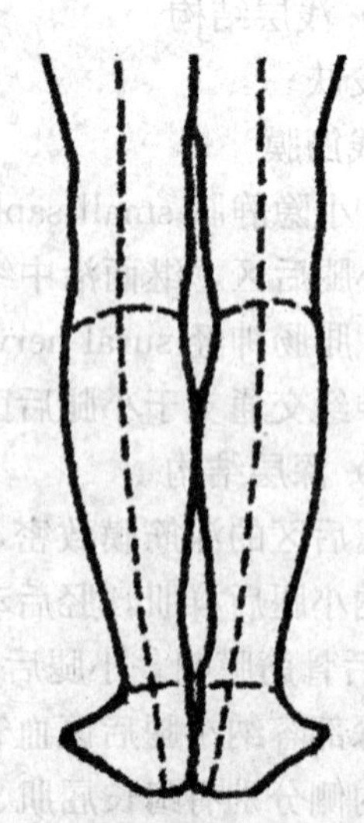

图 1-4　腘窝、小腿后区皮肤切口

3. 解剖深层结构

（1）观察腘窝的边界：呈菱形，上内侧界为半腱肌和半膜肌，上外侧界为股二头肌，下内、外侧界为腓肠肌的内、外侧头，并修洁之。

（2）腘窝的内容：在腘窝的中央部由浅入深依次为：胫神经、腘静脉、腘动脉。胫神经是由股后坐骨神经主干的延续，修洁并观察其在腘窝内发出的肌支。深部腘静脉的周围有腘深淋巴结；清理股二头肌内侧缘，找出腓总神经，追踪至腘窝外侧角，可见其在腓骨头下方绕腓骨颈向前穿入腓骨长肌深面。

用木枕垫在踝关节前方，使小腿后群肌肉放松。先清理腓肠肌内、外侧头，以刀柄或手指插入腓肠肌内、外侧头深面进行钝性分离，将腓肠肌内、外侧头从起点下 5cm 处（胫神经分支穿入点以下）切断，将该肌翻向下方，将胫神经牵开，再小心切开包裹腘动、静脉的筋膜鞘。暴露腘静脉，并拉向一侧，其深面为腘动脉。剖查腘动脉在腘窝发出的五条关节支：①膝上内侧动脉，至股骨内侧髁上方，半腱肌、半膜肌和大收肌深面；②膝上外侧动脉，股骨外侧髁上方，股二头肌深面；③膝中动脉，向前至膝关节囊后壁；④膝下内侧动脉，膝关节下方，向内侧穿经胫侧副韧带深面；⑤膝下外侧动脉，在膝关节下方，向外侧绕腓侧副韧带深面。

（3）解剖小腿后群肌及血管和神经：修洁腘肌及跖肌；修洁比目鱼肌，仔细观察穿过其上缘倒“U”形比目鱼肌腱弓的胫神经和胫后动、静脉。沿腱弓切断比目鱼肌内侧份，翻向外侧。在腘肌下方辨认胫骨后肌（中间）、趾长屈肌（内侧）、踇长屈肌（外侧）。注意观察三者在内踝上、下位置关系的变化。

在胫骨后肌表面，清理胫后动、静脉及胫神经。在腘肌下缘，观察腘动脉分成胫前动脉和胫后动脉。观察胫神经在小腿后面的分支，向下追踪至屈肌支持带深面。

（4）解剖踝管及其内容

1）剖查踝管的构成：在内踝后区可见屈肌支持带架于内踝和跟骨内侧面之间，由深筋膜增厚形成。屈肌支持带与内踝和跟骨共同围成踝管。

2）解剖踝管内的结构：切开屈肌支持带，可发现支持带向深部发出三个纤维隔，将踝管分成四个骨纤维管，由前向后分别容纳：①胫骨后肌腱；②趾长屈肌腱；③胫后动脉、静脉和胫神经；④ 踇长屈肌腱。

【临床联系】

1. 腘窝囊肿　可分为先天和后天两种，前者多见于儿童，后者可由滑囊本身的疾病如慢性损伤等引起，但有一部分患者是并发于慢性膝关节病变。最常见的腘窝囊肿系膨胀的腓肠肌、半膜肌肌腱滑囊，该滑囊经常与后关节囊相通，临床上腘窝囊肿多发生于儿童与老年人，儿童发病为先天导致，两侧对称。老年人多表现为膝关节无力、软弱、关节后部疼痛等。囊肿较大时可妨碍膝关节的伸屈活动，甚至可影响腘窝的静脉回流，出现局部或膝关节以下部位水肿。但大多数患者自觉症状不多。囊肿长大到一定程度则膝关节屈伸活动受限。

2. 踝管　是小腿后区和足底之间的重要通道，感染可借踝管蔓延。由于某种原因使踝管变狭窄时，可能压迫踝管内容物，形成“踝管综合征”。本病好发于男性，特别是体力劳动者及经常运动的青壮年人，女性肥胖者亦多发，单侧者多于双侧。患者足底有烧灼或针刺感，活动后加重，但休息时亦可有疼痛，甚至从睡眠中痛醒，起立或步行则可加剧症状，疼痛偶尔可向小腿内侧放射，但一般不超过膝关节。足底感觉减退或消失，其范围在足底内侧神经为足底内侧半及内侧 3 个半趾，足底外侧神经为足底外侧半及外侧 1 个半趾，足跟内侧皮肤的两点辨别能力明显降低。

【思考题】

1. 名词解释：（1）腓肠神经；（2）踝管。

2. 简答题

（1）简述腘窝的边界及内容物。

（2）简述小腿后群肌及其间的血管和神经的名称。

（2）绘简图说明踝管的构成及穿过的结构。

第五节　足底的解剖

【目的要求】

1. 掌握足底的血管和神经。

2. 熟悉足底层次和足底骨筋膜鞘。

3. 了解足弓的形成及意义。

【基本内容及学习要点】

一、足底

（一）浅层结构

1. 皮肤

2. 浅筋膜内致密的纤维束将皮肤与足底深筋膜紧密相连。

（二）深层结构

足底深筋膜可分两层，浅层覆盖在足底肌表面，两侧较薄，中间部增厚称跖腱膜（又称足底腱膜）；深层覆盖在骨间肌的跖侧，又称骨间跖侧筋膜。

1. 足底腱膜 plantar aponeurosis　呈三角形，含纵行纤维较多，后端稍窄，附着于跟骨结节前缘内侧部，足底腱膜两侧缘向深部发出两个肌间隔，分别附着于第 1、5 跖骨，将足底分为三个骨筋膜鞘。

（1）内侧骨筋膜鞘：容纳踇展肌、踇短屈肌、踇长屈肌腱以及分布于各肌的血管、神经。

（2）中间骨筋膜鞘：由足背腱膜与骨间跖侧筋膜围成，容纳趾短屈肌、足底方肌、踇收肌、趾长屈肌腱、蚓状肌以及足底动脉弓、足底外侧神经及分支。

（3）外侧骨筋膜鞘：容纳小趾展肌、小趾短屈肌以及分布各肌的血管、神经。

2. 足底的血管与神经　胫后动脉及胫神经穿踝管至足底，即分为足底内、外动脉和足底内、外侧神经。

二、足弓

足弓 arch of foot 是由跗骨与跖骨借韧带、关节连结而成，足弓可分内、外侧纵弓及横弓。可复习系统解剖学的相关内容。

【解剖操作及观察要点】

一、体表标志　跟骨结节、第 5 跖骨粗隆

二、皮肤切口

踝前垫一木枕，使足底朝上。

1. 从足跟沿足底正中线切至中趾趾端。

2. 沿趾根从足底外侧横切至足底内侧。

剥离足底皮肤，可见皮肤及浅筋膜很厚，以足跟、蹞趾根及足底外侧更明显。因足底浅筋膜厚致密且与深筋膜连接牢固，故用刀将皮肤和浅筋膜一起从足底深筋膜的浅面剥离下来，将皮肤与浅筋膜翻向两侧，注意剥离皮肤与浅筋膜勿损伤沿足内侧、外侧缘前行的隐神经和腓肠神经末段。

三、层次解剖与观察

1. 解剖深筋膜

（1）观察足底深筋膜：深筋膜内侧部较薄，外侧部较厚，中间部最厚称足底腱膜。足底腱膜后端附着于跟骨结节，前端分五束附着于1～5趾上。致密厚而坚韧，呈白色。从腱膜二侧缘向深部发出两个肌间隔，附着于第1、5跖骨，将足底分成内、外、中间三个骨筋膜鞘，容纳肌肉、血管和神经。

（2）剖查足底深筋膜：修洁足底腱膜境界，注意保护腱膜两侧深面的血管神经束。清除足底内侧部和外侧部的深筋膜。

2. 解剖足底部的肌肉、血管和神经 请按层次做如下解剖：

（1）解剖足底浅层肌及血管和神经：在跟骨前方5cm处，横断足底腱膜，割断内外侧肌间隔，向远侧翻起，注意勿损伤其深面的结构。从内侧向外侧修洁蹞展肌、趾短屈肌和小趾展肌，解剖出其间的足底内、外侧血管、神经。

（2）解剖足底中层肌及血管和神经：在中部切断趾短屈肌，翻向远侧，暴露蹞长屈肌腱与趾长屈肌腱。观察两肌腱在足底内侧相互交叉。进一步观察足底方肌和四块蚓状肌。观察在足底方肌浅面的足底外侧神经、血管及其分支；观察在蹞展肌与趾短屈肌之间的足底内侧神经、血管及其分支。

（3）解剖足底深层肌及血管和神经：在跟结节前方切断足底方肌、趾长屈肌腱及蹞长屈肌腱，翻向外侧，暴露蹞短屈肌、蹞收肌和小趾短屈肌。在足底内侧切断蹞展肌起端，翻向远侧，露出胫骨后肌腱。在足底外侧切断小趾展肌止端，翻向近侧，露出腓骨长肌腱。检查此二肌腱的止点。切断蹞收肌斜头及横头起端，翻向远侧，露出足底动脉弓、足底外侧神经深支以及3个骨间足底肌和4个骨间背侧肌。

【临床联系】

1. 当足弓的结构发育不良或受损，可引起足弓塌陷，导致扁平足。在生物力学研究中可以通过切断足底主要的足弓维持结构，分析韧带结构对足弓的维持作用，了解扁平足畸形发生的原因。

2. 足跟痛　足跟一侧或两侧疼痛，行走不便，不表现红肿。又称脚跟痛。是由于足跟的骨质、关节、滑囊、筋膜等处病变引起的疾病。常见的为跖筋膜炎，往往发生在久立或行走工作者，长期、慢性轻伤引起，表现为跖筋膜纤维断裂及修复过程，在跟骨下方偏内侧的筋膜附着处骨质增生及压痛，侧位X线片显示跟骨骨质增生。但是有骨质增生不一定有足跟痛，跖筋膜炎不一定有骨质增生。

【思考题】

1. 足底深筋膜分哪几层？

2. 足底内、外侧动脉和足底内、外侧神经分别是由哪条动脉和神经分支而来？

3. 足底腱交叉指的是哪两条肌腱的交叉？

（景爱红　崔利德）

第二章　上肢

概　述

一、境界与分区

上肢借锁骨上缘外侧 1/3 和肩峰至第 7 颈椎棘突的连线作为其与颈部的分界；借三角肌前、后缘上份与腋前、后襞下缘中点的连线作为其与胸、背的分界。上肢可分为肩部、臂部、肘、前臂、腕和手部。

二、体表标志

肩峰、喙突、肩胛冈、锁骨、腋前襞、腋后襞、肱骨内上髁、肱骨外上髁、尺骨鹰嘴、鱼际、小鱼际、鼻烟窝。

第一节　胸前壁浅层和腋窝的解剖

【目的要求】

1. 掌握女性乳房的构造、血供、淋巴回流以及临床意义。掌握胸壁的层次、胸部皮神经分布的节段性和重叠性及其意义。

2. 掌握腋腔的构成及内容、腋动脉分段、分支及其与臂丛的位置关系。腋淋巴结的分群、位置、收集范围及淋巴回流。

3. 熟悉上肢的境界、分部和划区；三边孔与四边孔的围成。

4. 了解腋区的位置和境界；腋腔蜂窝组织的交通关系及其临床意义。

【基本内容及学习要点】

一、胸前壁浅层

（一）浅层结构

1. 皮肤

2. 浅筋膜

（1）皮神经：①锁骨上神经；②肋间神经的前、外侧皮支。

（2）浅动脉：①胸廓内动脉的穿支；②肋间后动脉的前、外侧皮支。

（3）浅静脉：①胸腹壁静脉；②上述浅动脉的伴行静脉。

3. 乳房 mamma

（1）位置及形态结构：女性乳房约平第 2～6 肋高度，位于胸肌筋膜前面，在胸骨旁线与腋中线之间，由皮肤、纤维组织、脂肪组织及乳腺构成。在乳房结缔组织中有许多与皮肤垂直的纤维束，其一端附于皮肤，另一端附于胸肌筋膜，称为乳房悬韧带，又称 Cooper 韧带。

（2）淋巴回流

乳房外侧部、中央部的淋巴管──→胸肌淋巴结；

乳房上部的淋巴管──→尖淋巴结和锁骨上淋巴结；

乳房内侧部的淋巴管→胸骨旁淋巴结；

乳房内下部的淋巴管→膈上淋巴结前组；

乳房深部的淋巴管→胸肌间淋巴结（Rotter 结）或尖淋巴结。

二、腋区 axillary region（腋窝 axillary fossa）

（一）腋窝的构成

1. 顶　由锁骨中 1/3、第一肋外缘及肩胛骨上缘围成。

2. 底　皮肤、浅筋膜和腋筋膜。

3. 四壁

前壁：由胸大肌、胸小肌、锁骨下肌和锁胸筋膜 clavipectoral fascia 构成。穿过锁胸筋膜的结构有头静脉、胸肩峰血管和胸外侧神经。

外侧壁：由肱骨结节间沟，肱二头肌长、短头和喙肱肌构成。

内侧壁：由前锯肌、上 4 个肋与肋间肌构成。

后壁：由肩胛下肌、大圆肌、背阔肌和肩胛骨构成。此壁有三边孔、四边孔。

（二）腋窝的内容

1. 腋动脉 axillary artery　借胸小肌分为三段，每段的主要分支有：

第一段：胸上动脉

第二段：胸肩峰动脉、胸外侧动脉

第三段：旋肱前、后动脉，肩胛下动脉

2. 腋静脉　伴行于腋动脉内侧。

3. 臂丛　在腋窝内，臂丛的三个束包绕在腋动脉的内、外和后方，称内侧束、外侧束和后束。臂丛在腋窝的分支较多，长分支位于腋动脉的周围，主要有肌皮神经、正中神经、尺神经、桡神经、腋神经等；短分支有胸内、外侧神经，胸背神经，肩胛下神经等。

4. 腋淋巴结 axillary lymph nodes 可分为外侧群、胸肌群、肩胛下群、中央群、尖群。

5. 腋鞘。

【解剖操作及观察要点】

一、体表标志　尸体仰卧位。结合活体扪认颈静脉切迹、胸骨柄、剑突、胸骨下角、胸锁关节、锁骨、肩峰、喙突、腋前襞、腋后襞。

二、皮肤切口（图 2-1）

1. 前正中切口　自颈静脉切迹沿正中线向下至剑突。

2. 胸上界切口　自颈静脉切迹向外侧沿锁骨切至肩峰。

3. 胸下界切口　自剑突向外下沿肋弓切至腋后线。

4. 乳房环切口　男性环绕乳晕，女性环绕乳房作环形切口。

5. 胸部斜切口　自剑突向外上切至乳晕（乳房）环形切口，自环形切口继续向外上切至腋前襞上部，切口在此转折沿臂内侧向下切至臂中、上 1/3 交界处转向外侧，环切臂前部皮肤至臂外侧。

三、层次解剖与观察

（一）浅层结构

1. 寻找肋间神经的前皮支及伴行血管及外侧皮支　自胸骨侧缘外侧约 1～2cm 处纵行切开浅筋膜并向外侧剥离翻开，在肋间隙前部胸骨旁线附近寻找 1～2 条肋间神经前皮支及与之伴行的胸廓内血管的穿支；注意在女性的第 2～4 肋间，胸廓内动脉的前穿支比较发达，穿出肋间隙后分布到乳房。

2. 寻找肋间神经的外侧皮支　自腋中线纵行切开浅筋膜，寻找肋间神经外侧皮支，注意第 2 肋间神经外侧皮支分出肋间臂神经向外侧自腋窝皮下至臂内侧上部的皮肤。

3. 解剖女性乳房　自乳头根部上缘向上作垂直切口，再自乳头根部外侧缘向外作水平切口，剥除外上象限的皮肤，用镊子清除乳腺表面的脂肪组织，显露乳腺叶轮廓。以乳头为中心用刀尖沿放射方向小心清理，解剖输乳管。最后将乳房从深筋膜表面剥离下来，放在指定的位置保存。

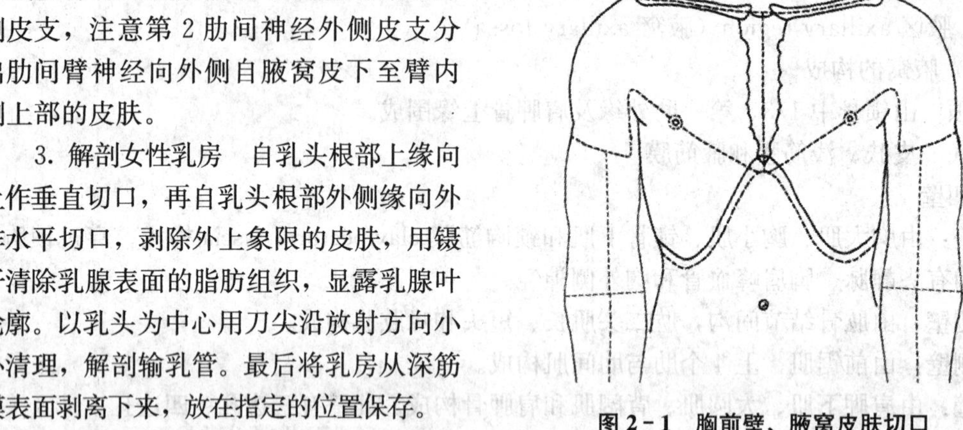

图 2－1　胸前壁、腋窝皮肤切口

4. 清除浅筋膜　保留已剖出的神经和血管，成片清理浅筋膜，显露胸前外侧壁的深筋膜和肌肉。

（二）深层结构

1. 寻找头静脉　沿三角胸肌间沟切开深筋膜，于沟中找到并分离出头静脉，向近侧追踪至穿深筋膜处，暴露头静脉末端并保留，注意保护锁胸筋膜。

2. 解剖胸大肌　①除去胸前壁的浅筋膜后，露出胸大肌表面的深筋膜，此层深筋膜为胸前筋膜浅层，沿肌纤维方向成片清除胸前筋膜浅层，显露胸大肌境界；②观察其形态、起止和肌纤维方向；③在胸大肌下缘用手指或刀柄伸入到胸大肌深面将其与深面结构充分游离，分离时可以感到该肌深面有索状结构与深层结构相连，为从深面进入肌的血管神经束，暂勿损伤，留待后查；④沿锁骨下缘以及距胸骨外侧缘约 2cm 处切断胸大肌，由内下向外上翻起，边分离边将肌翻起。在胸大肌翻起过程中，将看到穿胸小肌进入胸大肌的胸内侧神经及穿锁胸筋膜入胸大肌的胸肩峰血管和胸外侧神经，在距胸大肌 1cm 处切断这些血管神经，继续翻胸大肌至其止点；⑤显露胸小肌及包绕胸小肌的胸前筋膜深层，可见该层筋膜自胸小肌上缘延伸至锁骨下缘形成锁胸筋膜并包绕锁骨下肌；⑥锁胸筋膜和胸小肌浅面与胸大肌之间即为胸肌间隙。

3. 观察锁胸筋膜　锁胸筋膜连于锁骨及锁骨下肌、喙突和胸小肌上缘之间，有胸肩峰血管、胸外侧神经和头静脉穿过，该筋膜还与深面腋鞘及腋静脉相结合。

4. 解剖胸小肌上缘的结构

（1）胸外侧神经：小心剥离追踪至臂丛外侧束。

（2）胸肩峰动脉：注意其 3 个终支：肩峰支、三角肌支、胸肌支。

（3）头静脉及锁骨下淋巴结：观察头静脉注入腋静脉。头静脉末端周围的淋巴结为锁骨下淋巴结。清除锁胸筋膜，显露腋鞘及其包被的血管神经束。

5. 解剖胸小肌及下缘的结构

（1）清理胸小肌表面，观察其起止点和肌纤维方向。并可见胸内侧神经穿该肌入胸大肌。观察沿胸小肌下缘走行的血管及沿血管排列的淋巴结：①胸外侧动脉：于前锯肌表面寻找观察其走行和分支分布；②胸肌淋巴结：腋淋巴结的一部。

（2）从胸小肌下缘切开深筋膜，用刀柄或示指伸入肌的深面游离该肌，自起点稍向外上切断胸小肌并小心翻起至喙突。至此腋窝前壁完全打开。

6. 解剖腋窝

(1) 解剖腋窝底，显露腋鞘：将上肢外展 90°，仔细清除腋窝内脂肪组织，注意观察中央淋巴结然后清除，显露包绕臂丛神经和腋血管的腋鞘。

(2) 解剖腋窝外侧壁：

1) 用镊子小心去除腋窝外侧壁的疏松结缔组织，用刀尖沿腋鞘小心划开鞘壁前层，显露腋动脉和腋静脉；腋动脉周围包绕着臂丛的神经束及分支；循腋血管远端可见到其周围的外侧淋巴结。

2) 从肩胛骨喙突向下确认并修清喙肱肌和肱二头肌短头，将喙肱肌拉向外侧可见肌皮神经穿入喙肱肌，向内查证肌皮神经发自臂丛外侧束。

3) 在腋动脉外侧寻认正中神经并向上追踪其内侧、外侧根分别起于臂丛内侧、外侧束。二根之间夹持腋动脉，查证臂丛内侧束。

4) 在腋动脉和腋静脉之间剖查出臂丛内侧束分出的较细的前臂内侧皮神经和稍粗的尺神经；臂内侧皮神经较细小，从内侧束较高部位分出，下行于腋静脉内侧。

5) 切断腋静脉的属支，保留腋静脉主干。如果腋静脉较粗影响显露动脉和神经时，可以双重结扎腋静脉，然后在两线之间切断，保留其头静脉注入部位。注意避免血管内淤血污染邻近的结构，以免影响操作与观察。

6) 小心将腋动脉向前方提起，观察其后方的桡神经，沿其向上查证臂丛后束。

(3) 剖查腋动脉及其分支：观察腋动脉的分段（三段）。第一、二段的分支已剖出，可以复查胸肩峰动脉、胸外侧动脉。然后于肩胛下肌下缘附近寻找肩胛下动脉，向近侧端追踪至起点，向远侧端追踪可见其两条分支，一支沿肩胛下肌下缘向下至背阔肌和前锯肌的为胸背动脉，修洁此动脉及其伴行的胸背神经，查证胸背神经发自臂丛后束，支配背阔肌；另一支向后穿三边孔为旋肩胛动脉。在肩胛下动脉起点的远端寻找旋肱前、后动脉，其中旋肱后动脉伴腋神经穿四边孔向后，追踪查证腋神经来自臂丛后束。

(4) 解剖腋窝后壁：自上而下清理出肩胛下肌、大圆肌和背阔肌，观察背阔肌与大圆肌止腱的位置关系。在肩胛下肌、大圆肌和肱骨之间的三角形间隙内，清理出从臂部上行止于肩胛骨盂下结节的肱三头肌长头，观察它们之间形成的三边孔及四边孔。复查已经剖出的、穿过此二孔的血管和神经。

(5) 剖查肩胛下神经：在腋窝后壁上部将腋动脉及臂丛向内下方牵拉，寻找臂丛后束发出的肩胛下神经的上支，一般为 2 支，分布于肩胛下肌；在肩胛下动脉的后方寻找肩胛下神经的下支，一般在腋神经发出的部位附近发自臂丛后束，向下追踪至大圆肌，支配肩胛下肌和大圆肌。

(6) 解剖腋窝内侧壁：清理前锯肌表面的深筋膜，显露出该肌的边界，可以复查肋间神经外侧皮支的穿出部位及肋间臂神经。在该肌表面腋中线附近寻找胸长神经，向下略为追踪，观察其分布情况。修洁在前锯肌浅面走行的胸外侧血管、胸背血管等，观察其分支分布情况。注意观察血管与胸长神经的位置关系。

【临床联系】

一、乳腺疾病

1. 乳腺脓肿　常见于初产妇女哺乳期，脓肿可见于乳晕下、乳房内和乳房后。乳晕下脓肿可沿乳晕做弧形切口；乳房内脓肿以乳头为中心作轮辐状切口以避开输乳管；乳房后脓肿应沿乳房下缘做弧形切口。

2. 乳腺癌　乳腺癌是女性最常见的恶性肿瘤之一。它的发病常与遗传有关，40～60 岁之间、绝经期前后的妇女发病率较高。乳腺癌早期肿块侵及乳房悬韧带，可引起韧带相对缩短从而牵拉皮肤使表面出现小凹陷，称“酒窝征”。癌症晚期，肿瘤周围淋巴结受侵，使乳腺淋巴管回流受阻，淋巴管内淋巴液积聚，皮肤变厚，毛囊口扩大、深陷而显示“橘皮样改变”，称“橘皮症”。女性乳房淋巴管形成丰富的淋巴网，当癌症侵袭淋巴管会引起淋巴转移，乳腺癌可向同侧腋窝淋巴结转移，还可通过前胸壁和内乳淋巴网的相互交通，向对侧腋窝淋巴结转移，此外，晚期乳腺癌尚可有同侧锁骨上淋巴结转移，甚至对侧锁骨上淋巴结转移。

二、腋窝结构与临床的联系

1. 腋路法行臂丛神经阻滞麻醉　适用于上臂下 1/3 以下部位手术或骨折手术复位，以手、腕和前臂尺侧部手术为首选。患者平卧去枕，患肢外展 90°，屈肘 90°，手背贴床且靠近头部行军礼状，完全显露腋窝，在腋窝处摸到腋动脉搏动，取动脉搏动最高点为穿刺点。常规消毒，铺无菌巾：左手固定腋动脉，右手持 7G 注射针头，垂直刺入皮肤，斜向腋窝方向，针与动脉夹角 20°，缓慢进针，直到有筋膜脱空感，针头随动脉搏动摆动或出现异感，左手固定针头，右手接预先备好的局麻药液注射器，回抽无血，注入局麻药 20～40ml。注射完毕腋部可出现一梭状包块，证明局麻药注入腋鞘内，按摩局部，帮助药物扩散。

2. 腋神经损伤　腋神经穿四边孔绕肱骨外科颈到三角肌深面，肌支支配三角肌和小圆肌，皮支分布到三角肌表面皮肤。肱骨外科颈的骨折或使用腋杖不当可导致腋神经损伤，导致三角肌瘫痪，出现肩关节不能外展，臂外侧上部皮肤感觉丧失，三角肌萎缩还会出现“方肩”。

【思考题】

1. 名词解释：（1）Cooper 韧带；（2）锁胸筋膜；（3）腋鞘。

2. 简答题

（1）乳房淋巴回流途径有哪些？

（2）穿锁胸筋膜的结构有哪些？

（3）简述腋窝的构成。

（4）试述腋动脉的分段及各段的主要分支。

第二节　臂前区、肘窝和前臂前区的解剖

【目的要求】

1. 掌握肱血管、正中神经及尺神经的行程。

2. 掌握肘前区的浅层结构；掌握肘窝的构成及其内容的毗邻关系。

3. 掌握尺侧血管神经、桡侧血管神经及正中神经的行程与分布。

4. 熟悉臂前区、肘窝和前臂前区的肌肉配布。

5. 了解臂前区、肘窝和前臂前区的表面解剖及层次结构特点。

【基本内容及学习要点】

一、臂前区

（一）浅层结构

1. 皮肤和浅筋膜

2. 浅静脉 ①头静脉 cephalic vein；②贵要静脉 basilica vein。

3. 皮神经 臂外侧上皮神经、臂外侧下皮神经、臂内侧皮神经、前臂内侧皮神经。

（二）深层结构

1. 深筋膜与臂前骨筋膜鞘 臂内侧肌间隔、臂外侧肌间隔、臂前骨筋膜鞘。

2. 臂肌前群 肱二头肌、喙肱肌和肱肌。

3. 血管

（1）肱动脉：①肱深动脉；②尺侧上副动脉；③尺侧下副动脉。

（2）肱静脉：两条肱静脉夹持肱动脉走行。

4. 神经

（1）正中神经 median nerve；（2）尺神经；（3）桡神经；（4）肌皮神经。

二、肘前区

（一）浅层结构

1. 皮肤与浅筋膜

2. 浅静脉 头静脉、贵要静脉、肘正中静脉。

3. 皮神经 前臂内侧皮神经、前臂外侧皮神经。

4. 肘淋巴结 滑车上淋巴结。

（二）深层结构

1. 深筋膜及肱二头肌腱膜

2. 肘窝 cubital fossa

（1）境界：上界：肱骨内、外上髁的连线；外下界：肱桡肌；内下界：旋前圆肌。

（2）内容：自尺侧向桡侧分别为正中神经、肱动脉及其伴行静脉、肱二头肌腱和桡神经及其分支。

三、前臂前区

（一）浅层结构

头静脉、贵要静脉、前臂正中静脉、前臂外侧皮神经、前臂内侧皮神经。

（二）深层结构

1. 深筋膜和前臂前骨筋膜鞘 前臂内、外侧肌间隔、前臂前骨筋膜鞘。

2. 前臂肌前群 4层

第一层：由桡侧→尺侧分别为肱桡肌、旋前圆肌、桡侧腕屈肌、掌长肌、尺侧腕屈肌。

第二层：指浅屈肌。

第三层：桡侧的拇长屈肌和尺侧的指深屈肌。

第四层：旋前方肌。

3. 血管神经束

（1）桡侧血管神经束：①桡动脉；②桡静脉；③桡神经浅支。

（2）尺侧血管神经束：①尺动脉；②尺静脉；③尺神经。

（3）正中血管神经束：①正中神经；②正中动脉及伴行静脉。

（4）骨间前血管神经束：①骨间前神经；②骨间前动脉。

4. 前臂屈肌后间隙 posterior space of antebrachial flexor 位于指深屈肌和拇长屈肌与旋前方肌之间，此间隙向远侧通过腕管可与掌中间隙相通。

【解剖操作及观察要点】

一、体表标志　结合活体摸认肱二头肌、三角肌粗隆、肱骨内上髁、肱骨外上髁、桡骨头。

二、皮肤切口（图 2－2）　上肢外展伸直，掌心向上。

1. 肘前区沿肱骨内、外上髁的连线作横切口。

2. 沿腕远侧横纹作横切口，注意不要切深。

3. 经臂前区已做的模切口的中点与上述两个横切口的中点作纵切口，皮瓣翻向两侧。

三、层次解剖与观察

（一）浅层结构

1. 追踪清理头静脉　追踪并修洁在三角胸肌间沟中找到的头静脉至腕前区。

2. 寻找追踪贵要静脉　清理肱二头肌内侧沟中下部浅筋膜，寻找贵要静脉，向上追踪并观察其穿入深筋膜的部位，向下追踪至腕前区。

3. 观察肘正中静脉　于肘前区浅筋膜中寻找连接头静脉和贵要静脉的肘正中静脉，观察其类型。

4. 寻找追踪皮神经　前臂外侧皮神经：于肘前面，肱二头肌腱外侧找到并向远侧修洁该条神经，观察其与头静脉的伴行关系；前臂内侧皮神经：循在腋窝已剖出的前臂内侧皮神经继续向下追踪至前臂内侧皮肤，观察其与贵要静脉的伴行关系；臂内侧皮神经：沿腋窝已剖出的臂内侧皮神经继续向远侧追踪。

5. 观察肘淋巴结　于肱骨内上髁上方、贵要静脉附近寻找肘淋巴结。

（二）解剖臂部深层结构

1. 臂部深筋膜　保留已解剖出的浅静脉和皮神经，自臂正中纵行切开深筋膜，翻向两侧，观察由深筋膜发出的内、外侧肌间隔。

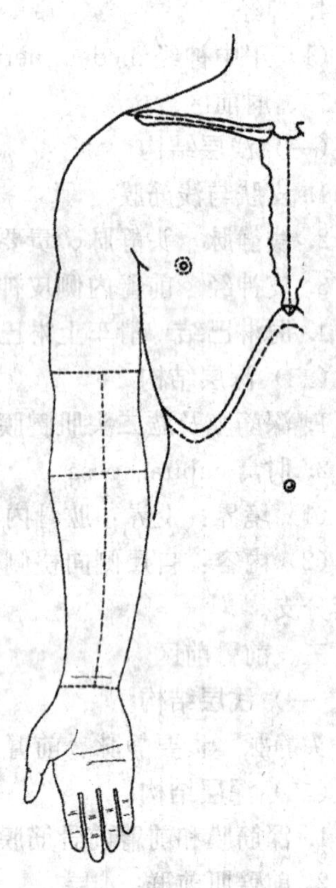

图 2－2　肘窝、前臂皮肤切口

2. 臂前群肌肉　分离修洁臂前群的肱二头肌、喙肱肌和肱肌。观察穿喙肱肌后，走行于肱二头肌和肱肌之间的肌皮神经及其分支分布情况；复查其终末支在肘窝肱二头肌腱外侧缘处穿出，改名为前臂外侧皮神经。

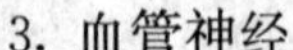

3. 血管神经

（1）正中神经：于腋窝向下继续追踪正中神经，在臂前区走行于肱二头肌内侧。

（2）肱动脉及其分支：自大圆肌下缘追踪肱动脉及其伴行静脉至肘窝。在大圆肌腱稍下方可找到肱动脉的分支肱深动脉，伴桡神经行向后外进入桡神经沟；分别于臂中部稍上方和肱骨内上髁上方寻找尺侧上、下副动脉，略向下追踪，此二动脉参与肘关节动脉网。

（3）尺神经：循臂丛内侧束向下继续追踪尺神经，在臂的中部穿内侧肌间隔至臂后面，再追踪它至肱骨内上髁后方的尺神经沟。

（4）桡神经：在三角肌止点下方约 2.5cm 处，分离肱桡肌和肱肌，寻找并游离出桡神经，进而在肱骨外上髁前方找到桡神经的浅、深两条分支。

（三）解剖肘窝

1. 清理并观察肘窝的边界　自臂部向下找到肱二头肌腱，并在其内侧清理出肱二头肌腱膜，观察肱动脉和正中神经与该结构的关系，观察后将镊子沿血管插入该腱膜深面纵形切断腱膜（注：是切断腱膜，勿损伤肌腱）和深筋膜，并清除肘窝深筋膜，修洁旋前圆肌和肱桡肌，观察肘窝边界及内容物。

2. 解剖肘窝内容物　在肱二头肌腱内侧分离出肱动脉及伴行静脉，并向下追踪至分出桡动脉和尺动脉处。进一步在肱动脉内侧修洁正中神经并向下追踪至旋前圆肌上缘，穿入旋前圆肌两头之间，分离旋前圆肌肱头，沿正中神经将镊子插入，切断旋前圆肌肱头并翻向外下方，观察正中神经穿旋前圆肌肱头和尺头之间至前臂前区。轻轻提起正中神经，在其背面寻找分支骨间前神经。使旋前圆肌松弛，拉开旋前圆肌尺头，寻找其深面的尺动脉及其分支骨间总动脉。

（四）解剖前臂深层结构

1. 清理前臂前群浅层肌　按由桡侧向尺侧的顺序清理辨认浅层 5 块肌肉，分离第二层的指浅屈肌。注意，观察肌肉时，可以使腕关节稍屈，肌肉松弛，避免用力牵拉造成肌腹断裂。

2. 解剖桡血管神经束　在肱桡肌深面找到桡动脉和桡神经浅支，观察其伴行关系。桡动脉于桡骨茎突下方转向手背；桡神经浅支于前臂中、下 1/3 交界处转向背面。

3. 解剖尺血管神经束　在尺侧腕屈肌深面找到尺动脉和尺神经，观察其伴行关系。向上追踪尺神经至尺神经沟，向下追踪尺神经至腕前区，在距腕近侧约 5cm 处可见一分支，即手背支。

4. 解剖正中血管神经束　追踪穿旋前圆肌走行的正中神经向下经指浅屈肌和指深屈肌之间至腕前区，仔细寻找伴行的来自于骨间前动脉的分支正中动脉。

5. 解剖前臂前群深层肌　将指浅屈肌拉向一侧，观察其深面的拇长屈肌和指深屈肌，继而分开两块肌肉，在深面解剖出旋前方肌。

6. 解剖骨间前血管神经束　在旋前圆肌深面追踪骨间总动脉至前臂骨间膜上缘，可见其分支骨间前、后动脉。在拇长屈肌和指深屈肌之间继续追踪骨间前动脉及伴行骨间前神经向下至旋前方肌上缘，可见它们穿入旋前方肌。

7. 观察前臂屈肌后间隙　在旋前方肌、拇长屈肌和指深屈肌之间观察前臂屈肌后间隙，并插入刀柄伸向腕管，体会其交通关系。

【临床联系】

一、上肢浅静脉的应用

上肢浅静脉具有位置表浅恒定、口径较大等优点，是输液、采血、测量中心静脉压的良好部位。

二、上肢骨折

1. 肱骨外科颈骨折　肱骨外科颈位于解剖颈下 2～3cm，大、小结节下缘与肱骨干交界处，易发生骨折，骨折易伤及腋神经。骨折多为间接暴力，多见于壮年及老年人。可分为：无移位骨折；外展型骨折；内收型骨折；粉碎性骨折。无移位骨折，可采用三角巾悬吊患肢于胸前 3 周；外展型骨折，可采用手法复位，小夹板固定，三角巾悬吊胸前，固定 4～6 周；内收型骨折：手法复位，小夹板固定；粉碎性骨折需采取手术治疗。

2. 肱骨髁上骨折　肱骨髁上骨折是指肱骨干与肱骨髁交界处发生的骨折。肱骨干轴线与肱骨髁轴线之间有 30°～50°的前倾角，这是容易发生肱骨髁上骨折的解剖因素。骨折多发于10岁以下儿童，多见于运动伤、生活伤和交通事故，系间接暴力所致。早期处理不当易发生缺血性挛缩，晚期可出现肘内、外翻畸形。肱骨下端的前面，有大血管和神经干通过，骨折后须注意有无伤及。

3. 前臂骨干骨折　包括单纯尺骨骨折、单纯桡骨骨折、尺骨上1/3骨干骨折合并上尺桡关节脱位、桡骨干下1/3骨干骨折合并下尺桡关节脱位以及尺桡骨双骨折等。除无移位的单根骨折外，前臂骨干骨折为不稳定骨折，需手术治疗。

【思考题】

1. 名词解释：(1) 肱二头肌腱膜；(2) 前臂屈肌后间隙。

2. 简答题

(1) 简述肌皮神经的分布范围。

(2) 简述肘窝边界及内容物。

(3) 简述前臂前区血管神经束的组成。

(4) 试述前臂前区肌肉的神经支配。

(5) 某患者，因不慎摔倒造成左肘部肿胀疼痛并伴随左手内侧和小指感觉麻木，入院检查发现左侧桡动脉搏动减弱，手部皮肤苍白，X线片显示左肱骨髁上骨折。试分析患者骨折可能损伤了哪些结构?

第三节　腕前区、手掌和手指的解剖

【目的要求】

1. 掌握腕部深筋膜形成的韧带及通过腕横韧带浅面及腕管的结构，特别注意正中神经的腕桡侧及尺侧支。

2. 掌握手掌的层次，手掌的深筋膜及筋膜鞘的特点。

3. 掌握掌浅、深弓的构成、位置和分支。正中神经、尺神经深、浅支的分支、分布。

4. 掌握手掌的骨筋膜鞘、筋膜间隙的构成与临床意义。

5. 掌握手指皮肤及皮下组织的特点，指腱鞘及屈指肌腱的结构特点及其临床意义。

6. 熟悉手掌部肌肉的配布。

7. 了解腕前区及手掌的皮肤及皮下组织特点，皮神经的分布区。

【基本内容及学习要点】

一、腕前区

(一) 浅层结构

略。

(二) 深层结构

1. 腕掌侧韧带 palmar carpal ligament　由前臂深筋膜延续增厚形成。

2. 屈肌支持带 flexor retinaculum　尺侧端附着于豌豆骨和钩骨钩，桡侧端附着于手舟骨和大多角骨的一层结缔组织扁带，又称腕横韧带。

3. 掌长肌腱　经屈肌支持带浅面下行至手掌，继而扩展开形成掌腱膜。

4. 腕管 carpal canal　由屈肌支持带和腕骨沟围成，管内通过指浅、深屈肌及屈肌总腱鞘(尺侧囊)，拇长屈肌及其腱鞘(桡侧囊)和正中神经。

5. 腕尺侧管　内有尺神经及尺动、静脉通过。

6. 腕桡侧管　内有桡侧腕屈肌及其腱鞘通过。

7. 桡动脉　平桡骨茎突水平发出掌浅支，本干则经过腕桡侧副韧带与拇长展肌和拇短伸肌腱之间到达腕后区。

二、手掌

（一）浅层结构　尺神经掌支、正中神经掌支、第一指背神经的分支、掌短肌。

（二）深层结构

1. 深筋膜

(1) 浅层：覆盖于指浅屈肌、鱼际肌和小鱼际肌表面，分掌腱膜、鱼际筋膜和小鱼际筋膜三部分。其中掌腱膜 palmar aponeurosis 是由掌长肌腱跨过屈肌支持带浅面到手掌后，腱纤维扩展成尖指向近侧的三角形并与手掌深筋膜融合形成。其远端分成 4 束纤维行向 2～5 指近节指骨底，纤维之间围成 3 个纤维间隙，称为指蹼间隙。

(2) 深层：被覆于掌骨和骨间肌的表面，称骨间掌侧筋膜。覆盖于拇收肌表面的称拇收肌筋膜。

2. 骨筋膜鞘　手掌借掌外侧肌间隔和掌内侧肌间隔分为 3 个骨筋膜鞘。

(1) 外侧鞘（鱼际鞘）：由鱼际筋膜、掌外侧肌间隔和第 1 掌骨围成。

(2) 中间鞘（掌中鞘）：由掌内、外侧肌间隔，掌腱膜和骨间掌侧筋膜及拇收肌筋膜围成，其内通过指浅屈肌腱、指深屈肌腱、屈肌总腱鞘 common flexor sheath、蚓状肌、掌浅弓等结构。

(3) 内侧鞘（小鱼际鞘）：由小鱼际筋膜、掌内侧肌间隔和第 5 掌骨围成。

(4) 拇收肌鞘：包绕拇收肌，由拇收肌筋膜、骨间掌侧筋膜和第 1、3 掌骨围成。

3. 筋膜间隙　连于掌腱膜外侧缘与第 3 掌骨之间有一纤维组织隔，包绕示指屈肌腱和第一蚓状肌，称为掌中隔。掌中隔分隔掌中间鞘为掌中间隙和鱼际间隙。

(1) 掌中间隙：前界为第 3～5 指屈肌腱和第 2～4 蚓状肌；后界为第 3、4 掌骨及骨间掌侧筋膜；外侧界为掌中隔；内侧界为内侧肌间隔。此间隙可经 2～4 指蹼间隙通手背，还可经腕管通前臂屈肌后间隙。

(2) 鱼际间隙：前界为掌中隔前部、示指屈肌腱及第 1 蚓状肌；后界为拇收肌筋膜；外侧界为掌外侧肌间隔；内侧界为掌中隔后部。

4. 血管（见彩图 2）

(1) 掌浅弓 superficial palmar arch：尺动脉末端和桡动脉掌浅支吻合形成。其分支：

①指掌侧总动脉：3 条，每条再分为两条指掌侧固有动脉。

②小指尺掌侧动脉。

(2) 掌深弓 deep palmar arch：由桡动脉末端和尺动脉掌深支吻合形成。其凸侧分出 3 条掌心动脉，在掌指关节高度分别注入 3 条指掌侧总动脉。

5. 神经（见彩图 2）

(1) 尺神经：经屈肌支持带浅面，尺动脉尺侧到达手掌，于豌豆骨远侧分浅、深两支。

1) 尺神经浅支：分为指掌侧固有神经和指掌侧总神经。

2) 尺神经深支：伴行于掌深弓，支配手部大部分肌肉，损伤可出现“爪形手”。

(2) 正中神经：经腕管进入手掌，分内、外侧两支。

1) 外侧支：先发出一返支返回鱼际，终末支为 3 条指掌侧固有神经。

2) 内侧支：分出两条指掌侧总神经，每条指掌侧总神经再分为两条指掌侧固有神经。

三、手指

（一）浅层结构

1. 皮肤　富有汗腺。

2. 浅筋膜　掌面较厚，有大量纤维隔将皮肤直接连于指屈肌腱鞘。

3. 指髓间隙　位于各指远节指骨远侧 4/5 段掌侧的骨膜与皮肤之间。

（二）深层结构

指腱鞘 tendinous sheaths of fingers：由腱纤维鞘和腱滑膜鞘构成。

【解剖操作及观察要点】

一、体表标志　在体表摸认尺骨茎突、桡骨茎突、豌豆骨、鱼际、小鱼际等。

二、皮肤切口（图 2－3）

1. 沿 2～5 指指根部做横切口。

2. 自腕前区横切口中点做纵切口至中指指尖。

3. 自腕前区横切口中点做斜切口至拇指指尖。

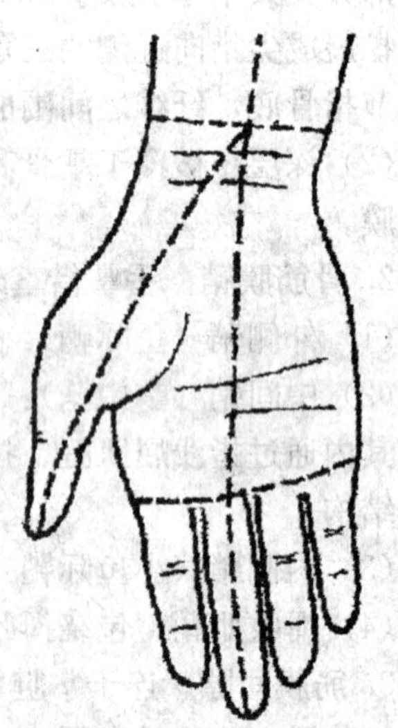

图 2－3　手掌、手指皮肤切口

三、层次解剖与观察

1. 解剖浅筋膜　在鱼际处浅筋膜中试着寻找臂外侧皮神经终支、桡神经浅支和正中神经掌支的分支；小鱼际处的浅筋膜内有横行的肌纤维束即掌短肌，观察后去除之，并试着找寻尺神经掌支。去除残余的浅筋膜，显露深筋膜。覆盖鱼际和小鱼际的深筋膜较薄弱。

2. 解剖掌腱膜和骨筋膜鞘　清除手掌浅筋膜，沿掌长肌腱向下追踪至掌腱膜，从近侧段提起掌腱膜，在深面切断掌内、外侧肌间隔，向远侧剥离掌腱膜至掌指关节处，小心切断 4 条纤维束，将掌腱膜连同掌长肌腱一起向近侧翻起。注意勿损伤其深面的掌浅弓和神经。观察 3 个骨筋膜鞘。

3. 解剖尺侧腕管及尺神经和血管动脉及其分支

（1）解剖尺动脉及其分支：在豌豆骨外侧沿尺神经和动脉切开腕尺侧管，暴露尺动脉，在腕尺侧管内寻找掌深支。继续追踪尺动脉，修洁观察其参与吻合形成的掌浅弓，解剖出掌浅弓分支 3 条指掌侧总动脉和 1 条小指尺掌侧动脉。

（2）解剖尺神经及其分支：在腕尺侧管内找到尺神经，追踪至豌豆骨与钩骨之间可见其分为浅、深两支。继续清理浅支，观察其分支指掌侧固有神经和指掌侧总神经。

4. 解剖正中神经及其分支

（1）剖查腕管：沿正中神经将镊子插入屈肌支持带深面，纵行切开屈肌支持带，观察腕管内诸结构：正中神经，拇长屈肌腱，指浅、指深屈肌腱及其位置关系。细心观察包绕指浅、指深屈肌腱表面的薄膜，即屈肌总腱鞘（又称尺侧囊），以及拇长屈肌腱鞘（又名桡侧囊）。纵行切开并向远侧探查屈肌总腱鞘，观察指浅、指深屈肌腱的位置关系；切开拇长屈肌腱鞘，观察其与拇指腱滑膜鞘的交通情况。

（2）剖查正中神经及其分支：分离正中神经，追踪至屈肌支持带远侧端找到其发出的返支至鱼际肌；继续追踪主干解剖出其分支内支及外支。清理外支的分支 3 条指掌侧固有神经；清理内支的分支 2 条指掌侧总神经，观察上述神经的分支分布情况。

5. 解剖掌深层结构

（1）解剖手部肌肉

1）解剖鱼际肌：清除鱼际表面的深筋膜（注意保留正中神经返支），显露并观察鱼际肌。修洁分清拇短展肌和拇短屈肌，在正中神经返支入肌处稍下方切断两肌，翻向远侧，观察位于拇短展肌深面的拇对掌肌，以及拇短屈肌深面的拇收肌和拇长屈肌腱。

2）解剖小鱼际肌：清除小鱼际表面的掌短肌及深筋膜，显露并观察小鱼际肌。修洁小指展肌和小指短屈肌，二者之间有尺神经、尺动脉深支穿过。切断小指短屈肌并翻开，追踪上述血管神经至手掌深面。在小指展肌深面是小指对掌肌。

（2）探查手掌筋膜间隙：首先自腕管处向下分离指浅、指深屈肌腱，观察 4 条蚓状肌的起始与走行。然后用血管钳挑起示指屈肌腱和第一蚓状肌，观察深面的鱼际间隙；挑起 3～5 指屈肌腱及 2～4 蚓状肌，观察深面的掌中间隙，两间隙之间有掌中隔分隔。沿掌中间隙向近侧段插入刀柄探查其与前臂屈肌后间隙的交通；向远侧经第 2～4 蚓状肌鞘通第 2～4 指蹼间隙，并与指背相通。

（3）解剖掌深弓及尺神经深支：在腕管近侧端切断指屈肌腱并翻向远侧端，在深面解剖出掌深弓及其分支 3 条掌心动脉，并寻找到伴行的尺神经深支。

6. 解剖手指掌侧面　从指蹼处向远侧剖查指掌侧固有动脉和神经，注意观察二者的位置关系。显露中指掌侧面的腱纤维鞘并纵行切开，观察指浅屈肌和指深屈肌的位置关系及止点位置。将指屈肌腱提起，观察肌腱与指骨之间相连的腱系膜。

【临床联系】

一、腕管综合征

系指腕部外伤、骨折、脱位、扭伤或腕部劳损等原因引起屈肌支持带增厚、管内肌腱肿胀、淤血机化使组织变性或腕骨退变增生，从而使管腔内周径缩小，压迫正中神经，引起手指麻木无力为主的一种病症。本病好发于职业性搬运、托举、扭拧、捏拿等工作的人群中。本病的主要症状如下：患者桡侧 3 个半手指麻木或刺痛，夜间加剧，寐而痛醒，温度高时疼痛加重，活动或甩手后可减轻；寒冷季节患指发凉、发绀、手指活动不灵敏，拇指外展肌力差；病情严重者患侧大、小鱼际肌肉萎缩，甚至出现患指溃疡等神经营养障碍症状。

二、爪形手

尺神经来自臂丛内侧束，沿肱动脉内侧下行，臂中段逐渐转向背侧，经肱骨内上髁后面的尺神经沟，穿尺侧腕屈肌尺头与肱头之间，发出分支至尺侧腕屈肌，然后于尺侧腕屈肌与指深屈肌间进入前臂掌侧发出分支至指深屈肌尺侧半，再与尺动脉伴行，于尺侧腕屈肌深面至腕部，在腕关节上方约 5cm 处发出手背支至手背尺侧皮肤。主干通过豌豆骨与钩骨之间的腕尺侧管即分为深、浅两支，深支穿小鱼际肌进入手掌深部，支配小鱼际肌，全部骨间肌和 3、4 蚓状肌及拇收肌和拇短屈肌内侧头。浅支至手掌尺侧及尺侧一个半指皮肤。尺神经易在腕部和肘部损伤。腕部损伤主要表现为骨间肌、蚓状肌、拇收肌麻痹所致环、小指爪形手畸形及手指内收、外展障碍，同时手部尺侧半和尺侧一个半手指感觉障碍，特别是小指感觉消失。肘上损伤除以上表现外另有环、小指末节屈曲功能障碍。

【思考题】

1. 腕管的围成及通过的结构。
2. 试述掌中间隙的边界。
3. 掌浅弓和掌深弓的组成及分支。

第四节 背区浅层和肩胛区的解剖

【目的要求】

1. 掌握腰上、下三角的界域及临床意义。

2. 掌握肩胛上动脉、肩胛上神经、旋肩胛动脉和腋神经的走行及分布。

3. 熟悉脊柱区层次概念。

4. 熟悉肩胛动脉网的构成及临床意义。

5. 了解脊柱区深筋膜的解剖特点。

【基本内容及学习要点】

一、背区浅层

（一）浅层结构

1. 皮肤与浅筋膜　其皮神经：

(1) 项区：枕大神经；第3枕神经。

(2) 胸背区和腰区：臀上皮神经。

(3) 骶尾区：臀中皮神经。

（二）深筋膜

胸腰筋膜，分前、中、后三层。后层位于竖脊肌后面，中层位于竖脊肌与腰方肌之间，前层位于腰方肌前面。后、中两层围成竖脊肌鞘，前、中两层围成腰方肌鞘。

（三）肌层　分前、中、深三层。

1. 浅层肌　斜方肌和背阔肌。

听诊三角：是位于斜方肌下方，肩胛骨下角内侧的一个间隙。内上界为斜方肌外下缘；外侧界为肩胛骨脊柱缘；下界为背阔肌上缘，是背部听诊呼吸音最清楚的部位。

2. 中层肌　肩胛提肌、菱形肌、上后锯肌和下后锯肌。

3. 深层肌　夹肌、竖脊肌、横突棘肌。

由脊柱区的肌形成的重要三角有：

(1) 枕下三角：内上界为头后大直肌，外上界为头上斜肌，外下界为头下斜肌。

(2) 腰上三角：内侧界为竖脊肌外侧缘，外下界为腹内斜肌后缘，上界为第12肋。该三角底为腹横肌起始部的腱膜，腱膜深面自上而下有肋下神经、髂腹下神经和髂腹股沟神经与第12肋平行排列。

(3) 腰下三角：由髂嵴、腹外斜肌后缘和背阔肌前下缘围成。

二、肩胛区

（一）浅层结构　臂外侧上皮神经、锁骨上神经。

（二）深层结构

1. 三边孔和四边孔　三边孔上界为小圆肌和肩胛下肌，下界为背阔肌的大圆肌，外侧界为肱三头肌长头，其内有旋肩胛动脉穿过。四边孔上界为小圆肌和肩胛下肌，下界为背阔肌和大圆肌，内侧界为肱三头肌长头，外侧界为肱骨外科颈，其内有腋神经和旋肱后动脉穿过。

2. 腋神经　伴旋肱后动脉穿四边孔至三角肌深面分为前、后支，前支支配三角肌前中部，后支支配三角肌后部及小圆肌，皮支为臂外侧上皮神经。

3. 肌腱袖　冈上肌、冈下肌、小圆肌及肩胛下肌的肌腱连成腱板，包绕肩关节的前、后、上方，并与肩关节囊愈着。

三、肩胛动脉网

肩胛上动脉自肩胛上横韧带浅面到冈上窝；肩胛背动脉沿肩胛骨内侧缘下行至冈下窝；旋肩胛动脉穿三边孔至冈下窝，三条动脉相互吻合围成肩胛动脉网。

【解剖操作及观察要点】

一、体表标志

标本取俯卧位，在体表摸认枕外隆凸、上项线、棘突、第12肋、髂嵴、肩胛冈、肩峰、肩胛下角。

二、皮肤切口

1. 自枕外隆凸沿中线向下切至骶骨背面中部。

2. 沿上项线向外侧切至乳突。

3. 自第七颈椎棘突向外侧切至肩峰，再转向下沿臂外侧切至臂中、上1/3交界处，与臂前横切口相接，然后环切臂后皮肤至臂内侧。

4. 平肩胛下角高度，自背部正中线向外切至腋后线。

将皮瓣从内侧向外侧翻起。

三、层次解剖与观察

（一）浅层结构

1. 观察浅筋膜　背区浅筋膜较厚，含较多脂肪，特别是上部和背下部。

2. 解剖皮神经　自上而下寻找：在枕外隆凸外侧2～3cm斜方肌起点处寻找辨认枕大神经；在背部正中线两侧浅筋膜中寻找脊神经后支的皮支；第1～3腰神经后支自竖脊肌外侧穿出，跨过髂嵴至臀部，移行为臀上皮神经；在三角肌后缘中点下方浅筋膜中寻找臂外侧皮神经。

3. 清除浅筋膜，显露深筋膜。

（二）深层结构

1. 修洁斜方肌　清除斜方肌表面的深筋膜，显露该肌的边界，清理斜方肌外侧缘时注意保护副神经及颈丛分支；修洁肌肉时，应使肌纤维紧张，沿肌纤维方向清除深筋膜。观察斜方肌的形状、肌纤维方向及其起止点，理解其作用。

2. 修洁背阔肌　清除背阔肌表面的深筋膜，观察背阔肌的起止和肌纤维方向，理解其作用；在腰外侧注意分离背阔肌前缘和腹外斜肌后缘。

3. 解剖观察听诊三角和腰下三角在斜方肌外下缘、背阔肌上缘与肩胛骨脊柱缘之间观察听诊三角；在背阔肌下缘、腹外斜肌后缘与髂嵴之间观察腰下三角。

4. 翻开斜方肌和背阔肌

（1）解剖斜方肌：从斜方肌下缘用刀柄钝性分离，自背部正中线外侧约1cm处纵行切开斜方肌，边分离边切；在枕外隆凸处向外侧切至乳突，并在斜方肌深面切断其在肩胛冈的附着点，将斜方肌向外侧翻起至肩峰，注意保护深面的肌肉及副神经、颈横动脉浅支。

（2）解剖背阔肌：从背阔肌外下缘插入刀柄，向内上方钝性分离，然后沿背阔肌肌性部与腱膜部移行处的外侧约1cm切开背阔肌，同时切断背阔肌在下位3～4肋和肩胛下角背面的起点，将背阔肌翻向外侧。复认腋区已剖出的胸背动脉和神经进入背阔肌深面。

5. 观察中层菱形肌和肩胛提肌　首先观察此二肌的位置，然后在近背部正中线切断菱形肌，翻向外下，观察上后锯肌，注意在菱形肌和肩胛提肌深面寻找肩胛背动脉。

6. 观察腰上三角　查证在竖脊肌外侧缘、腹内斜肌后缘和下后锯肌下缘之间的腰上三角。有时第 12 肋也参与围成，则成四边形的区域。理解腰上三角的临床意义。

7. 在腰区竖脊肌表面观察胸腰筋膜后层，沿竖脊肌的中线附近纵行切开胸腰筋膜的后层，观察竖脊肌鞘及其内的竖脊肌。

8. 解剖三角肌区　清除三角肌表面的深筋膜，观察该肌的起止、边界、肌纤维方向。外展臂部放松三角肌，用手指从其后缘伸入深面，钝性游离，然后切断三角肌在肩胛冈和肩峰的附着点，翻向外侧，查证自四边孔进入该肌深面的腋神经和旋肱后血管。注意从后面看四边孔的上界并非肩胛下肌，而是小圆肌。

9. 解剖肩胛区

(1) 观察其他肩带肌：翻开三角肌后，修洁冈下窝的冈下肌及附着在肩胛骨下角和外侧缘的大圆肌、小圆肌；在大、小圆肌之间，稍微清理自臂部向上的肱三头肌长头。在冈上窝清除结缔组织，显露冈上肌。

(2) 剖查肩胛上血管和神经：将冈上肌、冈下肌在中份切断并翻起，寻找其深面的肩胛上血管和肩胛上神经，二者分别经过肩胛横韧带的浅面和深面入冈上窝，追踪它们绕过肩胛冈外侧缘进入冈下窝。

(3) 解剖旋肩胛血管：在三边孔内寻找旋肩胛动脉，绕肩胛骨外侧缘入冈下窝，并与肩胛上血管吻合。

【临床联系】

肾手术腰部切口：肾脏手术常采用的切口为腰部斜切口、腹部切口和胸腹联合切口等。腰部切口可自竖脊肌外侧缘紧贴 12 肋下缘，经 12 肋骨尖向前下，可根据需要将切口向髂前上棘内上方或中上腹部延长，其层次关系为：皮肤、浅筋膜、胸腰筋膜、背阔肌、下后锯肌、腹外斜肌、腹内斜肌、腹横肌、腹膜外脂肪、肾周筋膜及肾脂肪囊。

【思考题】

1. 名词解释：(1) 听诊三角；(2) 腰下三角；(3) 肌腱袖。

2. 简答题

(1) 试述腰上三角的围成及深面走形的结构。

(2) 试述背部肌肉层次。

(3) 试述肩胛动脉网的合成。

第五节　臂后区、肘后区、前臂后区和手背的解剖

【目的要求】

1. 掌握肱骨肌管的组成。

2. 掌握桡神经、肱深动脉的发起、行程和易损伤的部位。

3. 掌握腕背侧韧带向深部形成的 6 个骨纤维鞘及其通过的肌腱。

4. 熟悉上肢后区的肌肉配布。

5. 了解肘关节动脉网的构成。

【基本内容及学习要点】

一、臂后区

(一) 浅层结构　臂后皮神经、臂内侧皮神经、前臂后皮神经。

（二）深层结构

1. 后骨筋膜鞘　内有肱三头肌、桡神经、肱深血管及尺神经。

2. 肱骨肌管（桡神经管）　肱三头肌与肱骨的桡神经沟围成，内通过桡神经和肱深血管。桡神经在大圆肌下缘进肱骨肌管，紧贴肱骨骨面走行，穿臂外侧肌间隔到达肘窝外侧。肱深动脉在肱骨肌管发出桡侧副动脉和中副动脉。

3. 尺神经　在臂中份向下走行于臂内侧肌间隔后面，下行至尺神经沟。

二、肘后区

（一）浅层结构　鹰嘴皮下囊。

（二）深层结构

1. 深筋膜　与肱骨下端和尺骨上端的骨膜紧紧相贴。

2. 肱三头肌腱　止于尺骨鹰嘴。

3. 尺神经　走行于尺神经沟内，此处极易损伤。

4. 肘后三角　肘关节屈曲 90°时，尺骨鹰嘴与肱骨内、外上髁之间围成一等腰三角形，称为肘后三角。当肘关节伸直时，上述三点处在一条直线上。肘关节的脱位和肱骨内、外上髁的骨折会改变三点的位置关系。

5. 肘外侧三角　肘关节屈曲 90°时，在桡侧，肱骨外上髁、桡骨头与尺骨鹰嘴尖围成的一等腰三角形。

6. 肘后窝　肘关节伸直时，尺骨鹰嘴、桡骨头和肱骨小头之间形成的小凹陷。

三、前臂后区

（一）浅层结构　头静脉和贵要静脉远侧段，前臂后皮神经，前臂内、外侧皮神经。

（二）深层结构

1. 深筋膜和前臂后骨筋膜鞘　深筋膜远侧部至腕背侧增厚形成伸肌支持带，又称腕背侧韧带。

2. 前臂后肌群　分两层。

(1) 浅层：自桡侧向尺侧依次为桡侧腕长伸肌、桡侧腕短伸肌、指伸肌、小指伸肌和尺侧腕伸肌。

(2) 深层：上方旋后肌，其他四块肌肉自桡侧向尺侧依次为拇长展肌、拇短伸肌、拇长伸肌和示指伸肌。

鼻烟窝：拇指充分外展并后伸时，拇长展肌腱和拇短伸肌腱与拇长伸肌腱之间的浅凹。

3. 骨间后血管神经束　由骨间后神经和血管组成。

(1) 骨间后神经：桡神经深支自桡神经在肱骨外上髁前方分出后穿入旋后肌，在桡骨头下方大约 5～7cm 处穿出该肌，改称骨间后神经。

(2) 骨间后动脉：骨间总动脉的分支，伴随骨间后神经行于前臂后群浅、深两层肌肉之间。

四、腕后区

（一）浅层结构　头静脉、贵要静脉、桡神经浅支、尺神经手背支。

（二）深层结构　伸肌支持带（腕背侧韧带）：伸肌支持带向深面发出 5 个纤维隔，从而形成 6 个骨纤维管，前臂后群 9 块肌肉的肌腱及腱鞘在管内通过，其排列顺序为：从桡侧向尺侧：①拇长展肌腱和拇短伸肌腱及腱鞘；②桡侧腕长伸肌腱和桡侧腕短伸肌腱及腱鞘；③拇长伸肌腱及腱鞘；④指伸肌腱和示指伸肌腱及腱鞘；⑤小指伸肌腱及腱鞘；⑥尺侧腕伸肌腱及腱鞘。

五、手背

（一）浅层结构

1. 手背静脉网。

2. 桡神经浅支和尺神经手背支。

（二）深层结构

1. 手背腱膜　由指伸肌腱与手背筋膜浅层结合形成。

2. 骨间背侧筋膜　覆盖于2～5掌骨及2～4骨间背侧肌表面。

3. 筋膜间隙

（1）手背皮下间隙：位于浅筋膜与手背腱膜之间。

（2）腱膜下间隙：位于手背腱膜与骨间背侧筋膜之间。

4. 指伸肌腱　在近节指骨底扩展为指背腱膜。

【解剖操作及观察要点】

一、体表标志

肱骨内上髁、肱骨外上髁、尺骨鹰嘴、尺骨茎突、鼻烟窝。

二、皮肤切口

1. 连结肱骨内、外上髁在肘后区作一横切口。

2. 腕后区作横切口与腕前区切口相接。

3. 沿各指掌指关节背面作横切口。

4. 连接臂后、肘后、腕后及手背部横切口中点作纵切口并延伸到中指背面。

三、层次解剖与观察

（一）浅层结构

1. 臂后中部浅筋膜中寻找臂后皮神经；在臂后中、下1/3交界处外侧寻找前臂后皮神经。

2. 在前臂后区下部寻找头静脉、贵要静脉、前臂后皮神经及前臂内、外侧皮神经。追踪头静脉、贵要静脉至手背。

3. 在手背浅筋膜中剥离手背静脉网。追踪尺神经手背支、桡神经浅支至手背，修洁其分支观察分布范围。

（二）深层结构

1. 解剖肱骨肌管　在臂后纵行切开深筋膜，清理肱三头肌边界，钝性分离其长头和外侧头，将刀柄沿桡神经沟走行方向插入外侧头深面，切断外侧头，暴露肱骨肌管，观察其内走行的桡神经和肱深动脉。

2. 解剖尺神经　在尺神经沟中找到尺神经。

3. 解剖前臂后面的结构　修洁前臂后面10块肌肉至腕关节上面，注意辨认。找到桡神经穿旋后肌处，并在旋后肌中部找到穿出的桡神经深支即骨间后神经，向下追踪至旋后肌下缘，找到骨间后血管，观察伴行关系。

4. 在腕后区清理浅筋膜，观察伸肌支持带。自桡侧向尺侧逐一切开伸肌支持带显露其深面的6个骨纤维管，观察每个骨纤维管里面穿过的肌腱及腱鞘，仔细辨认各伸肌腱的穿行关系。

5. 解剖鼻烟窝　修洁拇长展肌、拇短伸肌及拇长伸肌腱，观察它们之间围成的鼻烟窝，在窝内寻找桡动、静脉。

6. 观察手背腱膜　保留手背静脉网及皮神经，清理浅筋膜，暴露手背腱膜。

7. 解剖中指指背　追踪中指伸肌腱，观察其扩展为指背腱膜。

【临床联系】

1. 肱骨干骨折　发生在肱骨外科颈以下 1cm 至肱骨髁上 2cm 之间的骨折，多见于成年人。上肢活动时肱骨干所受应力较大，且由于骨折远、近端肌肉的牵拉作用，使骨折多有移位，手法复位后难于维持，且外固定比较困难，因而常需手术治疗。桡神经在肱骨中段部位紧贴肱骨后方走行，中段骨折时易损伤该神经。

2. 肘关节脱位　肘关节脱位占全身关节脱位之首，多见于青壮年。当跌倒时，上肢外展，手掌着地，传达暴力可致肘关节后脱位。脱位的桡、尺骨上端可同时发生桡侧或尺侧移位，也可合并骨折或尺神经损伤。根据脱位情况不同，可分为前脱位、后脱位与侧方脱位，其中后脱位最为常见。脱位的特殊表现肘部明显畸形，肘部肿胀，疼痛，活动障碍。肘窝部饱满，前臂外观变短，尺骨鹰嘴后突，肘后部空虚和凹陷。

【思考题】

1. 名词解释：(1) 肱骨肌管；(2) 肘后三角。

2. 简答题

(1) 肱骨中段骨折可能损伤哪些结构?

(2) 试述前臂后群肌肉的神经支配。

(3) 试述腕后区伸肌支持带深面 6 个骨纤维管中各自通过的结构。

（高文明　窦姗姗）

第三章　头部

概　述

一、境界与分区

头部与颈部的分界标志：以下颌角、下颌骨下缘、乳突、上项线和枕外隆凸的连线为界。

颅脑部与面部的分界标志：眶上缘、颧弓和外耳门上缘的连线；上方为颅脑部，下方为面部。

二、表面解剖

枕外隆凸和上项线、乳突、眶上切迹（孔）、眶下孔、颏孔、下颌角、颧弓、翼点。

第一节　面部浅层及腮腺咬肌区的解剖

【目的要求】

1. 掌握面部血管的行程、分布及特点；面神经的分布、三叉神经末支的出孔位置及其临床意义。

2. 掌握腮腺的形态、分部及腮腺鞘，以及穿经腮腺鞘各结构的相互关系。

3. 熟悉面部浅部的层次结构、腮腺导管的体表投影、头部主要的骨性标志。

4. 了解头部的境界、分部。

【基本内容及学习要点】

一、面部浅层

（一）浅层结构

1. 皮肤与浅筋膜　皮肤薄、柔软、富有弹性，有丰富的皮脂腺、汗腺和毛囊。神经分布及血液供应丰富，感觉敏锐。浅筋膜由结缔组织构成，颊部的脂肪形成颊脂体。

2. 表情肌

眼轮匝肌、枕额肌的额腹、口轮匝肌、颊肌（位于面颊深部）、提上唇肌、颧肌、降口角肌、降下唇肌、笑肌等。

（二）面部的血管神经（见彩图 3）

1. 面动脉 facial artery　自下颌骨下缘转向面部，经咬肌止点前缘、口角外侧向内上至眼的内眦处，改名为内眦动脉。面动脉走行迂曲，沿途的主要分支：下唇动脉、上唇动脉、鼻外侧动脉等。

2. 面静脉 facial vein　起自内眦静脉，伴行面动脉的后外方。

3. 神经

（1）面神经 facial nerve：自腮腺边缘穿出，也称为腮腺后段，支配面肌和颈阔肌。主要有：颞支、颧支、颊支、下颌缘支和颈支。

(2) 三叉神经 trigeminal nerve：浅支属一般躯体感觉神经，分布于面部皮肤。主要有：眶上神经、眶下神经、颏神经、耳颞神经等。

二、腮腺咬肌区

(一) 腮腺咬肌筋膜　是颈深筋膜浅层的延续。在腮腺后缘分为浅、深两层包绕腮腺形成腮腺鞘；在腮腺前缘融合后覆盖于咬肌表面，称为咬肌筋膜。

(二) 腮腺 parotid gland 及腮腺管 parotid duct　呈不规则的楔形，底向外，尖向内突向咽旁。以下颌支后缘为界将腮腺分为浅、深两部。腮腺管自腮腺浅部前缘发出，约在颧弓下一横指，向前越过咬肌前沿，呈直角穿过颊肌，开口于与上颌第二磨牙相对处的颊黏膜上的腮腺乳头。

(三) 穿经腮腺的结构

纵行的有颈外动脉，颞浅动、静脉，下颌后静脉及耳颞神经；横行的有上颌动、静脉，面横动、静脉及面神经的分支。上述血管神经的位置关系，由浅入深，依次为：面神经分支、下颌后静脉、颈外动脉及耳颞神经。

(四) 腮腺的毗邻及腮腺床

1. 毗邻：上缘：外耳道及颞下颌关节后面。

2. 外面：与浅筋膜内的耳大神经末梢和腮腺浅淋巴结相邻。

3. 前内侧：邻接咬肌、下颌支和翼内肌后部。

4. 后内侧：与乳突、胸锁乳突肌、二腹肌后腹、茎突及茎突诸肌、颈内动、静脉和第Ⅸ～Ⅻ对脑神经毗邻。

5. 腮腺床：由腮腺深面的颈内动、静脉和后 4 对脑神经共同形成。

(五) 咬肌　肌的后上部有腮腺浅部覆盖，表面覆以咬肌筋膜。浅部有面横动、静脉，腮腺管，面神经颊支和下颌缘支横过。

【解剖操作及观察要点】

一、面部浅层

(一) 皮肤切口及分离皮瓣

尸体取仰卧位，肩下略垫高，使头部略抬高、面正位。

首先在标本上触摸确认骨性标志。然后按图 3-1 作如下切口（注：面部皮肤很薄，切记各切口要浅）：

a. 从颅顶正中向前下经鼻背、人中至下颌体下缘作一正中切口。

b. 在头部侧面作纵切口，上起颅顶正中，下抵耳廓上端。

c. 从鼻根中点向外到眼内眦，沿睑裂两缘到眼外眦，并继续向外到耳前作一横切口。

d. 鼻孔和口裂周围各作一环形切口。

e. 沿下颌体下缘至下颌角，再至乳突尖作一横切口。

f. 从口角至耳前做横切口。

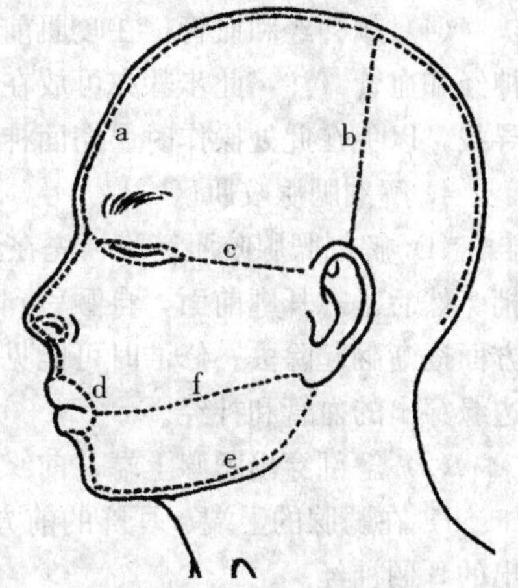

图 3-1 头面部皮肤切口

沿上述切口，将眼裂下方的皮片向后翻到耳廓根部，上方的皮片翻向上后。口裂以下皮瓣翻向耳后。翻皮片时要细心，刀刃应向皮面，以免使深面的肌肉、血管和神经受损伤。

（二）层次解剖与观察

1. 解剖面肌

(1) 将眼睑部皮肤展平，然后用刀尖仔细修洁眼轮匝肌。此处皮肤最薄、皮下组织很少而疏松，肌纤维色淡而菲薄，修洁时要小心，不要误为脂肪除去。眼轮匝肌的眶部肌纤维稍显著，比较容易辨认。

(2) 在口唇上、下缘修洁口轮匝肌，注意不要切掉与口轮匝肌交织的其他肌肉。

(3) 在额部，修洁枕额肌的额腹，注意应将刀刃与肌纤维平行，小心进行。

(4) 修洁口唇上方的颧大肌、提上唇肌和颧小肌。

(5) 修洁口唇下方的降口角肌、降下唇肌和笑肌。

解剖面肌时，尽可能保留穿面肌达浅层的血管和神经分支。

2. 解剖面动脉和面静脉　将笑肌和颈阔肌翻向口角，在咬肌前缘附近寻找绕下颌骨下缘至面部的面动脉、面静脉，注意动脉在静脉的前方。追踪面动脉和面静脉，向上内直至内眦，延续为内眦血管。依次剖出面动脉的分支：下唇动脉、上唇动脉和鼻外侧动脉，直至内眦动脉。必要时要小心切断颧肌和提上唇肌，方可显露出上述分支。修洁面静脉及其属支。注意找到面深静脉，它由面静脉越过颊肌时分出，向后穿过颊脂体到咬肌的深面。

3. 剖查三叉神经的面部分支及伴行血管

(1) 眶上神经和血管及滑车上神经和血管：在眶上缘内、中 1/3 交界处，小心分离眼轮匝肌和枕额肌的额腹，寻找从眶上切迹（孔）穿出的眶上神经和血管。滑车上神经和血管则位于其内侧 1cm 处。

(2) 眶下神经和血管：沿眶下缘分离提上唇肌并翻向下方，在其深面的结缔组织中、约在眶下缘中点下方 1cm 处分离出从眶下孔穿出的眶下神经和血管。

(3) 颏神经及血管：沿下颌体下缘，在距正中线约 2～3cm 处作横切口，深达骨膜。将降下唇肌和降口角肌向上翻起，寻找自颏孔穿出的颏神经和血管。颏孔一般位于下颌第二前磨牙牙根下方、下颌骨上、下缘连线的中点处。

(4) 颊神经和血管：在咬肌前缘的前方仔细摘除位于咬肌前方和深面的颊脂体，寻找颊神经和血管（注：此步骤亦可放在后面寻找、追踪面神经颊支至颊肌及腮腺管穿颊肌时一并寻找，以免在此处操作时误伤面神经颊支）。

4. 解剖腮腺咬肌区

(1) 解剖腮腺咬肌筋膜：先在浅筋膜内腮腺下端浅面，寻找出自颈部上行的耳大神经末梢。然后紧靠耳廓前面，自颧弓到下颌角切开腮腺表面的腮腺咬肌筋膜，向前、上、下三个方面逐渐翻起除去。修洁时可能见到一些小的淋巴结即腮腺浅淋巴结。注意不要损伤从腮腺边缘穿出的血管和神经。

(2) 解剖穿出腮腺上端、前缘、下端的结构

1) 在腮腺的上端、耳屏的前方找出颞浅动脉和静脉，并在血管的后方找出三叉神经分出的耳颞神经。

2) 面神经颞支和颧支：在颞浅血管的前方找出面神经的颞支，常为 2 支，由腮腺上缘穿出，斜越颧弓后段浅面行向前上支配额肌和眼轮匝肌上份。颧支自腮腺前缘穿出，常为 2～3 支，越过颧骨向前上，支配颧肌、眼轮匝肌下份和提上唇肌等。

3) 腮腺管及面神经颊支：先在腮腺前缘、颧弓下方约一指宽处找到腮腺管，追踪到咬

肌前缘。然后在腮腺管上方寻找副腮腺（一小部分分离的腮腺）和面横血管。面神经颊支常为3～5支，在腮腺管上、下方寻找面神经的颊支，分布至颊肌、口轮匝肌和辐射状肌。小心去掉咬肌前缘深面的颊脂体，追踪面神经的颊支到颊肌，找出与颊支有吻合的下颌神经的分支颊神经和与之相伴行的颊动脉，修洁颊神经并向后追踪到下颌支前缘。

4）面神经下颌缘支：在腮腺前缘的下份寻找沿下颌体下缘前行的面神经下颌缘支，追踪至降口角肌。

5）面神经颈支和下颌后静脉前支：在腮腺下端穿出行于颈阔肌深面，并支配该肌。寻认在腮腺下端穿出的下颌后静脉前支，并向下追踪到它与面静脉汇合处。

注：追踪面神经分支时，注意观察各分支之间的吻合以及与三叉神经分支间的吻合情况。

（3）解剖腮腺及面神经干

用镊子提起面神经的一分支，沿着此分支分离腮腺组织，直至追踪至面神经干，然后逐一剖出其他分支，即可见到面神经各分支交织成丛。循面神经分支平面分离腮腺组织，将浅部腮腺成片剖起，连同腮腺管一起翻向前方。继续用镊子尖剔除腮腺余部，充分显露面神经上、下干和主干，追踪面神经至茎乳孔处。

（4）解剖下颌后静脉、颈外动脉、耳颞神经

1）下颌后静脉：沿着已经剖出的下颌后静脉前支向上清理参与的腮腺组织，显露出下颌后静脉。该静脉位于面腮腺丛深面，下端分两支，前支汇入面静脉；后支注入颈外静脉。

2）颈外动脉：沿颞浅动脉、静脉向下剔除腮腺实质，显露出颈外动脉，并在下颌颈高度寻找出颈外动脉的另一终支——上颌动脉，该动脉经下颌颈内侧至颞下窝，暂不深究。注意观察与动脉伴行的静脉，向下汇合成下颌后静脉。

3）耳颞神经：在显露上述血管的同时，追踪、修洁耳颞神经，该神经根部在翼外肌深面，暂不深究。

（5）重新复查穿经腮腺的诸结构的位置关系

1）在腮腺上、前、下三方向的结构依次有：①耳颞神经；②颞浅血管；③面神经颞支；④面横血管；⑤面神经颧支以及腮腺管、面神经颊支、面神经下颌缘支、面神经颈支、下颌后静脉的前支、下颌后静脉的后支。注意哪些是纵行穿过的结构？哪些是横行穿过的结构？

2）由浅入深的位置关系依次是：面神经分支、下颌后静脉、颈外动脉和耳颞神经。

5. 解剖咬肌

解剖修洁咬肌，观察其起止形态，向前翻起其后缘上部，寻找进入咬肌的神经和血管。

【临床联系】

1. 三叉神经痛　是一种发生在面部三叉神经分布区内反复发作的阵发性剧烈神经痛，多数三叉神经痛于40岁左右起病，多发生于中老年人，男女大致相等，其发病右侧多于左侧。三叉神经痛的特点：在头面部三叉神经分布区域内，发病骤发、骤停，呈闪电样、刀割样、烧灼样、顽固性、难以忍受的剧烈性疼痛，俗称“天下第一痛”。三叉神经痛有压痛点，眼神经支压痛点在眶上切迹；上颌神经支压痛点在眶下孔上方；下颌神经支压痛点在颏孔上方。由于三叉神经分支与自主神经之间有吻合，故三叉神经痛发作时，常伴有面肌痉挛、面部血管运动障碍。

2. 面动脉　由于面动脉在咬肌止点前缘附近经过下颌骨浅面，此处位置表浅，可以触摸到面动脉的搏动。临床上，面部有出血时，可在此处压迫止血点。

3. 面静脉　面静脉收集面动脉分布区域的静脉血。由于面静脉部分走行于面肌中，口角以上段静脉瓣少，并且可通过如下的吻合与深静脉交通。

面静脉→内眦静脉→眼静脉→海绵窦
↓　　　　　　　　　　　　↑
→面深静脉→翼静脉丛

当面部疖、痈等细菌感染时，若处置不当（如挤压等），有可能由面静脉通过内眦静脉或翼静脉丛蔓延到颅内海绵窦，导致海绵窦血栓或化脓性脑膜炎，故临床上常将鼻根部与两侧口角之间的区域称为“危险三角”。

【思考题】

1. 名词解释：（1）腮腺床；（2）面部“危险三角”。

2. 简答题

（1）若腮腺病变导致面神经损伤，可能出现哪些症状？若面神经在面神经管内损伤，会有哪些表现？

（2）面部的细菌性感染为什么能蔓延到海绵窦？根据所学知识分析其解剖学原因。

第二节　面部侧区深层的解剖

【目的要求】

1. 掌握面侧区的位置。

2. 熟悉面侧区深层的主要内容。

3. 了解筋膜间隙及交通关系。

【基本内容及学习要点】

一、面侧区深层

位于颅底下方，口腔及咽的外侧，其上部为颞窝。

1. 境界　此区为一有顶、底和四壁的腔隙，其内容有翼内、外肌及出入颅底的血管、神经。前壁为上颌骨体的后面；后壁为腮腺深部；外侧壁为下颌支；内侧壁为翼突外侧板和咽侧壁；顶为蝶骨大翼的颞下面；底平下颌骨下缘。

2. 内容

（1）翼内肌 medial pterygoid muscle 和翼外肌 lateral pterygoid muscle：翼内肌位于颞下窝的下内侧部，翼外肌位于上外侧部。两肌腹间及其周围的疏松结缔组织中，有重要的血管、神经穿行。

（2）翼静脉丛 pterygoid venous plexus：位于翼内、外肌与颞肌之间的静脉丛。收纳与上颌动脉分支伴行的静脉，最后汇合成上颌静脉，回流到下颌后静脉。

（3）上颌动脉 maxillary artery：经下颌颈的深面入颞下窝，上颌动脉以翼外肌为标志可分为三段（见彩图 4）。

第一段：其主要分支有：下牙槽动脉、脑膜中动脉。

第二段：分支至翼内、外肌，咬肌和颞肌，另发出颊动脉。

第三段：位于翼腭窝内，主要分支有：上牙槽后动脉、眶下动脉。

（4）下颌神经 mandibular nerve：位于翼外肌的深面。

下颌神经发出的运动支支配咀嚼肌，包括翼内肌神经、翼外肌神经，颞深前、后神经和咬肌神经。

下颌神经还发出的感觉支：颊神经、耳颞神经、舌神经、下牙槽神经。

二、面侧区的软组织间隙

面侧区的间隙位于颅底与上、下颌骨之间，彼此相通。间隙内充满疏松结缔组织，感染可沿间隙扩散。

1. 咬肌间隙 masseter space 为位于咬肌深部与下颌支上部之间的间隙，咬肌的血管神经即通过下颌切迹穿入此隙，从深面进入咬肌。此间隙的前方紧邻下颌第三磨牙，许多牙源性感染如第三磨牙冠周炎、牙槽脓肿和下颌骨骨髓炎等均有可能扩散至此间隙。

2. 翼下颌间隙 pterygomandibular space 位于翼内肌与下颌支之间，与咬肌间隙仅隔以下颌支，两间隙经下颌切迹相通。此间隙内有舌神经、下牙槽神经和同名动、静脉通过。下牙槽神经阻滞，即注射麻醉药液于此间隙内。牙源性感染常累及此间隙。

3. 舌下间隙 sublingual space 上界：口腔底黏膜；下界：下颌舌骨肌和舌骨舌肌；前外侧：下颌舌骨肌线以上的下颌骨体内侧面骨壁；后界：止于舌根。间隙内有：舌下腺、下颌下腺深部和及腺管、下颌下神经节、舌神经和舌下血管等。交通：向后与下颌下间隙交通；向后上与翼下颌间隙相通；向前与对侧舌下间隙相通。

【解剖操作及观察要点】

1. 解剖颞肌及颞下颌关节

(1) 修洁颞筋膜，在颧弓上方将其纵行切开，可见此筋膜向下分为两层，浅层附着于颧弓上缘，深层在颧弓深面与咬肌深面筋膜相续，沿颧弓上缘切断浅层筋膜，用刀柄检查深层筋膜延续情况，然后去掉此层筋膜，注意保留颞中血管和颧颞神经。

(2) 锯断颧弓，后断端紧靠颧根结节的前方，前断端由颧弓上缘最前端斜越颧骨向前下，到颧骨下缘与上颌骨颧突连接处。将颧弓和咬肌向下翻到下颌角，翻开过程中，必须切断到咬肌的神经和血管（可带上一小块肌肉，便于以后辨认）以及由颞肌加入到咬肌的纤维。

(3) 修洁颞肌，观察其起止形态。在颞肌下部的深面找出向前下走行的颊神经（有时穿过颞肌），将它自颞肌分离，注意加以保护。然后自下颌切迹中点到下颌支前缘与体交界处斜断冠突。将冠突和颞肌向上翻，用刀柄使颞肌与颞窝下部的骨分离，以显露颞深神经和颞深动脉，以及前已看到穿入颞筋膜和颞肌深面的颞中动脉。

(4) 修洁颞下颌关节的关节囊，观察颞下颌韧带，然后除去颞下颌韧带，观察关节盘和关节腔的形态。

2. 解剖面侧深区的浅部（颞下窝）

(1) 探查下牙槽神经和血管：用刀柄自下颌颈和下颌支后缘的深面插入，使下颌颈和下颌支与深在的软组织分离，刀柄向下移动受阻处就是下牙槽神经和血管穿入下颌孔之处。用骨剪剪断下颌颈，并紧靠下颌孔上方水平锯断下颌支，将此段骨片去掉，小心除去脂肪纤维组织，露出深面的肌肉、血管和神经。在下颌孔处找到下牙槽神经和下牙槽动脉，向上追踪到翼外肌下缘。在下牙槽神经进入下颌孔的稍上方，寻找它发出的细小的下颌舌骨肌神经。

(2) 观察舌神经：在下牙槽神经的前方，翼内肌表面找出舌神经。

(3) 观察翼静脉丛：细心摘除翼内肌和翼外肌表面的结缔组织，可以观察到位于此二肌前面的翼静脉丛及其属支，观察后可清除掉。翼静脉丛向后下汇合成上颌静脉。并修洁位于翼外肌表面的上颌动脉及其分支。有时上颌动脉位于翼外肌深面待以后再解剖。

（4）追踪下颌神经的其他分支：

1）追踪颊神经到翼外肌两头之间和颞深神经和咬肌神经到翼外肌上缘。

2）拉舌神经向前，找出加入其后缘的鼓索神经。凿开下颌管，追踪下牙槽神经到牙根和颏孔。

（5）观察翼外肌和翼内肌：修洁此二肌已暴露的部分，观察它们的起止和形态。

3. 解剖面侧深区深部

（1）切除翼外肌：用刀柄将其上头的起点与骨面分离，然后将刀柄伸入翼内肌和翼外肌之间分离二肌；继续向前剥离翼外肌在蝶骨翼突外侧面的起点。紧靠下颌颈和颞下颌关节的前缘切断该肌的止点，然后切除翼外肌，注意不要损伤其附近的结构。

（2）观察上颌动脉及分支：修洁上颌动脉第一段，找出它的分支。追踪脑膜中动脉到棘孔处。

（3）寻找下颌神经干及耳颞神经：循下牙槽神经和舌神经向上追踪到下颌神经出卵圆孔处。辨别耳颞神经及其两个根包绕脑膜中动脉的情况，追踪修洁耳颞神经。并试寻找位于其深面的耳节和连于耳节的小支。

（4）用骨凿和咬骨钳除去由圆孔到棘孔连线外侧的蝶骨大翼前外侧部，打开翼腭窝的后壁和颞下窝的顶，注意保留圆孔和棘孔，不要损伤其下面的软组织。

（5）观察上颌神经：在圆孔前方仔细分离上颌神经，在上颌神经干的下方找到翼腭神经节和与神经节相连之支。向前追踪上颌神经，找出它分出的颧神经、上牙槽后神经和它本干的延续至眶下神经。上牙槽后神经一般分为两支，在上颌结节附近穿入上颌骨内。

（6）追踪上颌动脉第三段和它的终支。这些终支都与上颌神经的分支伴行。

【临床联系】

颞浅动脉的位置恒定而浅表，在颌面部恶性肿瘤患者，还可经该动脉逆行插管，注入化疗药物。颞浅动脉、上颌动脉、颈外动脉三者的位置关系，对于正确进行逆行插管起到决定性的作用。多数颞浅动脉与颈外动脉呈一直线，但少数可呈一定角度，而老年人颞浅动脉多迂曲，与颈外动脉之间也常呈一定角度。插管时需要注意上述特点。

颞浅动脉顶支的管径和长度都适合在颅内、外搭桥术，因此常被选用与颅内大脑中动脉的皮质支作血管吻合，治疗闭塞性脑血管疾病。

【思考题】

1. 名词解释：（1）翼静脉丛；（2）翼下颌间隙。

2. 简答题

（1）试以翼外肌为标志，归纳说明面侧深区的血管、神经的位置关系。

（2）面部有哪些疏松组织间隙？试述各间隙感染的扩散途径。

第三节　颅部的解剖

【目的要求】

1. 掌握颅顶的层次及结构特点，颅顶血管、神经的分布规律，颅内外静脉交通途径及其意义。

2. 掌握海绵窦的位置、构成、穿经结构及交通关系。

3. 熟悉颅底内面蝶鞍区的形态结构，垂体毗邻及临床意义。

4. 了解颅后窝的境界，以及出入各孔的结构及毗邻关系。

【基本内容及学习要点】

一、额顶枕区

1. 层次　覆盖此区的软组织，由浅入深可分为：皮肤、浅筋膜、帽状腱膜及额枕肌、腱膜下组织和颅骨外膜等 5 层。其中浅部的三层紧密相连，不易分开，临床上合称为“头皮”。

浅筋膜内的血管和神经按其位置可分为前、外侧和后三组。

（1）前组：滑车动、静脉及滑车神经；眶上动、静脉和眶上神经。

（2）外侧组：包括耳前和耳后两组。耳前组有颞浅动、静脉及其伴行的耳颞神经；耳后组包括耳后动、静脉及面神经的耳后支、颈丛的耳大神经后支和枕小神经。

（3）后组：枕动、静脉和枕大神经分布于枕部。

2. 帽状腱膜 epicranial aponeurosis　腱膜坚韧致密，前续额腹，后连枕腹。两侧逐渐变薄续于颞筋膜浅层，头皮横向裂伤伤及腱膜时，由于额腹和枕腹收缩的牵张，创口裂开。缝合头皮时须先将腱膜缝好，以减少皮肤的张力，利于创口的愈合。

3. 腱膜下疏松组织　是帽状腱膜与颅骨膜之间的疏松组织层，又称腱膜下间隙。此间隙在颅顶部范围很广，向前达眶部，后达上顶线。间隙内有若干导管与颅内静脉窦相通，故发生感染时，可经导血管向颅内扩散。此隙出血时，常形成较大的血肿，其淤斑可出现在上眼睑皮下。

二、颞区

颞区位于颅顶的两侧。其上界为上颞线；下界为颧弓上缘；前界为颧骨的额突和额骨的颧突；后方为上颞线的后下段。

层次 由浅入深分为 5 层：皮肤、浅筋膜、颞筋膜 temporal fascia、颞肌、颅骨骨膜。

颞筋膜与颞肌之间有少量结缔组织填充，称为颞浅间隙；在骨膜与颞肌之间，含有较多脂肪组织称颞深间隙，经颧弓深面与颞下间隙相通。

三、颅底内面

（一）颅前窝

颅前窝 anterior cranial fossa 由筛骨筛板构成鼻腔顶，前外侧部形成额窦和眶的顶部。颅前窝骨折涉及筛板时，常伴有脑膜和鼻腔顶部黏膜撕裂，脑脊液或血液直接漏至鼻腔。

（二）颅中窝

颅中窝 middle cranial fossa 呈蝶形，可分为较小的中央部（鞍区）和两个较大而凹陷的外侧部。

1. 鞍区　位于蝶骨体上面，为蝶鞍及其周围附近区域。该区主要结构有垂体、垂体窝和两侧的海绵窦等。

海绵窦 cavernous sinus：海绵窦位于蝶鞍的两侧，前达眶上裂内侧部，后至颞骨岩部的尖端。窦内有颈内动脉、展神经通行。在窦的外侧壁内，自上而下排列有动眼神经、滑车神经、眼神经与上颌神经。

2. 颅中窝外侧部　容纳大脑半球的颞叶。眶上裂内有动眼神经、滑车神经、展神经、眼神经及眼上静脉穿行。颈动脉沟外侧，由前内向后外，有圆孔、卵圆孔和棘孔，分别有上颌神经、下颌神经及脑膜中动脉通过。在弓状隆起的外侧有鼓室盖，由薄层骨板构成，分隔鼓室与颞叶及脑膜。在颞骨岩部尖端处有三叉神经压迹，颅后窝的硬脑膜随三叉神经根伸向此处，形成一个硬膜隐窝，称为三叉神经腔（Mechel 腔），三叉神经节位于该腔隙内。

（三）颅后窝

颅后窝 posterior cranial fossa 由颞骨岩部后面和枕骨内面组成。窝内容纳小脑、脑桥和延髓。窝底的中央有枕骨大孔，延髓经此孔与脊髓相连，并有左、右椎动脉和副神经的脊髓根通过。枕骨大孔的前外侧缘有舌下神经管，为舌下神经出颅的部位。

颞骨岩部后面的中份有内耳门，内有面神经、前庭蜗（位听）神经和迷路动、静脉通过。

小脑幕 tentorium cerebelli 是一个由硬脑膜形成的宽阔的半月襞，介于大脑半球枕叶与小脑之间，并构成了颅后窝的顶。

【解剖操作及观察要点】

（一）解剖颅顶部软组织

1. 分离皮肤

将尸体头垫高，将颅顶正中矢状皮肤切口向后延续到枕外隆凸，额顶部皮肤前已掀起，现剥离头部顶枕部的皮片。

2. 观察浅筋膜

(1) 解剖额区，在额部找到前已找出的滑车上神经和血管、眶上神经和血管，进一步修洁颅顶肌的额腹，向上追踪至帽状腱膜前缘。

(2) 解剖颞区，在颞区清理颞浅动脉和静脉及耳颞神经，向上追踪至颅顶，同时修洁颞筋膜前部。

(3) 解剖耳后区，在耳廓后面，追踪并修洁耳大神经、枕小神经、耳后血管、耳后神经。

(4) 解剖枕区，将尸体翻转，面部朝下，在枕外隆凸处的浅筋膜中找出由颈部上升的第三颈神经末支。摸认上项线，估计这里浅筋膜的厚度，然后在距枕外隆凸外侧 2.5cm 处切开浅筋膜，找出在此处穿出深筋膜的枕动脉和枕大神经，追踪它们到颅顶。

3. 解剖帽状腱膜、腱膜下疏松结缔组织、颅骨外膜

(1) 从上向下，修洁颅顶腱膜的后部和颅顶肌的枕腹，注意不要损伤血管和神经。

(2) 在正中线切开颅顶腱膜，插入刀柄，检查其下面的疏松结缔组织和颅顶肌前、后、左、右的相连情况。分层仔细观察帽状腱膜、腱膜下疏松结缔组织和颅骨外膜。再切开颅骨外膜，将刀柄伸入骨膜下，钝性分离，可探知骨膜下间隙。

（二）开颅取脑（可根据情况选做）

1. 锯除顶盖

(1) 尸体仰卧，头下放木枕。

(2) 自眉间至枕外隆凸以及在两侧耳廓之间呈十字状切开帽状腱膜，将四片帽状腱膜翻向下。

(3) 锯颅顶盖的平面取眶上缘上方 1.5cm 和枕外粗隆上方 1.5cm 处。锯颅骨前，先沿此平面画一线，沿线切开骨膜，并向上、下剥离，可见骨膜紧连于骨缝，松贴于颅骨。

(4) 沿所画之线先锯一浅沟，以防深锯时锯偏，锯开外板进入板障时，锯屑呈红色，此时宜改用凿子凿开内板（取一锯开颅骨参考）并撬开颅顶盖，操作时注意不要被骨的锯面刺伤。

2. 打开硬脑膜

(1) 沿上矢状窦两侧 0.5cm 处由后向前切开硬脑膜。再沿切口中点向两侧冠状切开，将四瓣硬脑膜翻往下。

(2) 观察蛛网膜。

(3) 切断所有由后向前进入上矢状窦的大脑上静脉。

(4) 切断通过盲孔进入上矢状窦的鼻腔导静脉。在鸡冠处切断大脑镰，且向后拉。

(5) 切断进入直窦的大脑大静脉。

3. 取脑

(1) 移去尸体头下的木枕，将头部移至解剖台的一端，使脑自然下垂，左手扶脑，用刀柄将嗅球自筛板分离，由鼻腔穿过筛板的嗅神经也随之离断。

(2) 将额叶从颅底牵开，看清视交叉及其后方的漏斗，再依次切断下列诸结构：

1) 视神经：色白、粗大，进入视神经孔。

2) 颈内动脉：位于视神经外侧。

3) 漏斗：位于视神经后方的正中平面，连于下丘脑和垂体之间。

4) 动眼神经：位于鞍背两旁。

5) 滑车神经：位于动眼神经的外侧，被小脑幕游离缘遮盖，用刀尖翻起此缘，可见滑车神经。

(3) 使尸体头转向左侧，切断进入横窦的大脑下静脉，将颞极自蝶骨小翼深面分离，轻揭右侧大脑半球，沿颞骨岩部上缘，用刀尖切开小脑幕的附着缘和岩尖处的游离缘，不要切得过深，以免伤其深面的小脑。用同法处理左侧小脑幕。

(4) 使脑向后坠（不可用力搬脑，否则易在脑干处拉断），直到脑桥和延髓离开颅后窝斜坡时，可见：三叉神经运动根和感觉根，在近颞骨岩部尖处穿硬脑膜，在后床突外侧切断三叉神经；展神经在鞍背后面穿过硬脑膜，在斜坡侧部切断之；面神经和前庭蜗神经进入内耳门，紧靠颞骨岩部后面切断；舌咽、迷走、副神经从颈静脉孔离开颅腔，在延髓两侧切断之；舌下神经分为二股穿过硬脑膜出舌下神经管，在延髓前方切断。

4. 观察硬脑膜　移开脑后，仔细观察硬脑膜形成的大脑镰、小脑幕、静脉窦等结构。

5. 解剖颅底内面

(1) 颅前窝：仔细去除筛板表面的硬脑膜，找寻极为细小的筛前神经。筛前神经为鼻睫神经的终末支，由筛板外缘中份入颅，前行，经鸡冠两旁的小孔出颅到鼻腔。

(2) 颅中窝

1) 剖查垂体：切开鞍膈前后缘，可见围绕垂体前后的海绵间窦，它们与海绵窦相通形成一环，切忌用镊子夹漏斗，以免损伤。切除鞍膈，由前向后将垂体由垂体窝用刀柄挑出，细心去除蛛网膜，分清前、后叶，后叶较小被前叶不完全包绕。

2) 解剖海绵窦：①自蝶骨小翼后缘划开硬脑膜，找寻一短而窄的蝶顶窦，它通入位于垂体窝两侧的海绵窦。自颞骨岩部上缘切开小脑幕的附着缘，不要损伤三叉神经，观察岩上窦，该窦前通海绵窦，后通横窦。②自颞骨岩部尖的前面切除硬脑膜，暴露三叉神经节，节的下方有 3 个分支，即眼神经、上颌神经和下颌神经，追踪下颌神经到卵圆孔。上颌神经和眼神经位于海绵窦的外侧壁内，追踪上颌神经到圆孔，追踪眼神经到眶上裂。③保留动眼神经和滑车神经穿过硬脑膜的孔，追踪该二神经至眶上裂，动眼神经尚未到达时已分为 2 支，勿用镊子夹神经，以免损伤。

3) 解剖颈内动脉：除去剩余的海绵窦外侧壁，颈内动脉位于窦内，交感神经丛围绕动脉壁，颈内动脉沿垂体窝两侧的颈动脉沟前行，继而弯曲向上出海绵窦，经前床突内侧转向后上。找出颈内动脉外侧的展神经，并追踪至眶上裂。

（3）颅后窝

1）在一侧切开大脑镰下缘，观察下矢状窦。切开大脑镰附着小脑幕处，观察直窦，直窦前端接收大脑大静脉，后端一般通入横窦，上矢状窦、直窦和左、右横窦可能汇合并扩大形成窦汇，位于枕内隆凸附近，并可在颅骨内面见一浅窝。

2）自枕内隆凸向外划开横窦，然后向下、向前内划开乙状窦到颈内静脉孔。观察乳突导静脉开口于乙状窦后壁的中份。

3）去除遮盖颈静脉孔的硬脑膜，不要损伤舌咽、迷走、副神经。找出终于颈静脉孔前份的岩下窦，岩下窦位于颞骨岩部与枕骨基底部之间。

【临床联系】

1. 头皮的血管神经基本形成前、中、后三组。开颅手术时，切开头皮常以一组血管神经为中心做一扇形切口，皮瓣的基底部有一组血管神经主干，可减少损伤有利于愈合。

2. 颅顶的“危险区”，帽状腱膜下疏松结缔组织中有导血管通过，头皮的静脉借导血管与颅内硬脑膜窦相交通，如头皮感染发生血栓有将其带入颅内的可能。此层内发生的积血、积脓或积液都很快蔓延到全部颅顶，故称腱膜下疏松结缔组织层为颅顶的危险区。

【思考题】

1. 名词解释：（1）腱膜下间隙；（2）海绵窦。

2. 简答题

（1）海绵窦的位置和交通如何？试述其毗邻的结构。

（2）颅顶部的皮下、腱膜下、骨膜下血肿的扩展范围有何不同？

（3）总结出入颅底各孔、裂的血管和神经。

（程葆华　徐旭东）

第四章 颈部

概 述

一、境界与分区

上方以下颌骨下缘、乳突、上项线、枕外隆凸的连线与头部为界，下方以胸骨颈静脉切迹、锁骨、肩胛骨肩峰至第七颈椎棘突的连线与胸部、上肢、背部为界。颈部可以胸锁乳突肌前缘和斜方肌前缘为界分为前、侧、后三区，各区可再划分为若干个“三角”(图 4－1)。

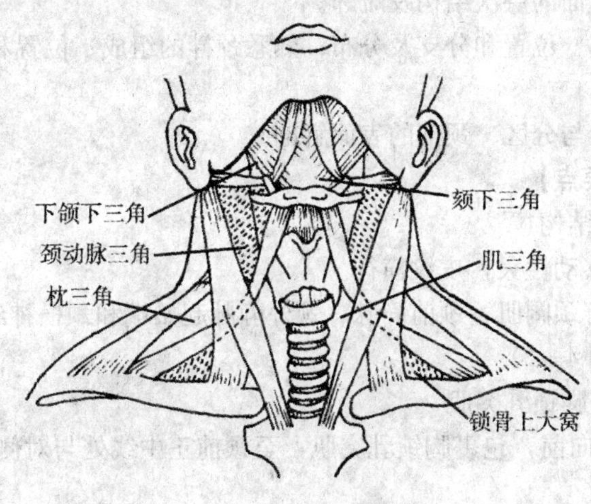

图 4－1 颈部分区

(一) 颈前区　以舌骨为界分为舌骨上区和舌骨下区；前者借二腹肌前腹再分为颏下三角和下颌下三角，后者借肩胛舌骨肌上腹再分为颈动脉三角和肌三角。

(二) 颈外侧区　由胸锁乳突肌后缘、斜方肌前缘和锁骨中 1/3 上缘围成的三角区。该区借肩胛舌骨肌下腹再分为上方的枕三角和下方的锁骨上三角。

(三) 颈后区　斜方肌前缘以后的区域，即项部。

二、表面解剖

(一) 重要骨性标志

舌骨、甲状软骨、颈动脉结节、环状软骨、胸骨柄上缘、锁骨、肩峰、第七颈椎等。

(二) 体表投影

1. 锁骨下动脉　自胸锁关节向上弯至锁骨中点的曲线，最高点距锁骨约 1.5 cm。

2. 颈总动脉和颈外动脉　右侧由乳突尖-下颌角连线中点至胸锁关节连线，左侧由乳突尖-下颌角连线中点至胸锁乳突肌胸骨头外侧缘连线。甲状软骨上缘以上为颈外动脉的体表投影，以下为颈总动脉的体表投影。

3. 颈外静脉　下颌角至锁骨中点的连线。

4. 副神经　乳突尖-下颌角连线的中点，经胸锁乳突肌后缘上、中 1/3 交点，至斜方肌前缘，距锁骨 2.5 cm 处。

5. 臂丛　胸锁乳突肌后缘中、下 1/3 交点至锁骨中、外 1/3 交点稍内侧的连线。锁骨中点后方是臂丛的常用阻滞部位。

6. 颈丛皮支　胸锁乳突肌后缘中点为颈丛皮支的集中点，是颈丛皮支的阻滞部位。

第一节　颈前区和胸锁乳突肌区的解剖

【目的要求】

1. 掌握下颌下三角和颈动脉三角的境界、内容及毗邻。
2. 掌握甲状腺的形态、位置、毗邻、被囊、血供特点；甲状腺动脉与喉神经的关系。
3. 掌握颈动脉鞘及其内容。
4. 掌握气管颈段前面的层次结构及毗邻。
5. 掌握颈丛的组成、位置和分支及分布；熟悉颈袢的组成、位置和分支。
6. 熟悉颈交感干。
7. 了解颈部的境界与分区、颈部的表面解剖。

【基本内容及学习要点】

一、颈前区的层次结构

（一）皮肤　薄，移动性大，皮纹横行。

（二）浅筋膜　含有颈阔肌、颈前静脉、颈外静脉起始端和颈横神经。

（三）颈深筋膜（图 4-2）

1. 颈深筋膜浅层和胸锁乳突肌

颈深筋膜浅层由后向前，包裹胸锁乳突肌，至颈前正中线处与对侧融合。

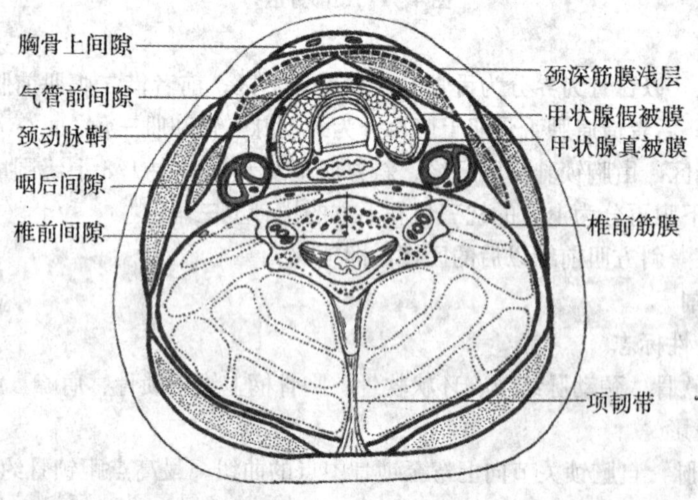

图 4-2　颈筋膜及筋膜间隙

2. 颈深筋膜中层和舌骨上、下肌群

（1）颈筋膜中层：又称气管前筋膜 pretracheal fascia 或内脏筋膜，此筋膜形成甲状腺鞘，腺鞘后层增厚形成甲状腺悬韧带。

（2）舌骨上肌群：包括下颌舌骨肌、二腹肌、茎突舌骨肌和颏舌骨肌。

（3）舌骨下肌群：胸骨舌骨肌和肩胛舌骨肌（浅层）；胸骨甲状肌和甲状舌骨肌（深层）。

3. 椎前层　即颈筋膜深层，又称椎前筋膜 prevertebral fascia。该筋膜向下外方包绕腋血管及臂丛形成腋鞘，又称颈腋管。

4. 颈动脉鞘　是颈筋膜在颈部大血管和迷走神经周围形成的筋膜鞘。

（四）筋膜间隙　包括：胸骨上间隙 suprasternal space、气管前间隙、咽后间隙、椎前间隙等。

二、颈前区的重要局部

颈前区借二腹肌前、后腹和肩胛舌骨肌上腹可划分 4 个三角区域。其中下颌下三角、颈动脉三角和肌三角是 3 个重要局部。

（一）下颌下三角

1. 境界　由下颌骨下缘，二腹肌前、后腹围成。浅面有皮肤、浅筋膜、颈阔肌和颈深筋膜浅层；深面有下颌舌骨肌、舌骨舌肌及咽中缩肌。

2. 内容

（1）下颌下腺 submandibular gland。

（2）面动脉及面静脉。

（3）舌神经、下颌下腺导管及舌下神经、下颌下神经节 submandibular ganglion。

（二）颈动脉三角 carotid triangle

1. 境界　由胸锁乳突肌前缘上份、肩胛舌骨肌上腹和二腹肌后腹围成。此三角浅面有皮肤、浅筋膜（内有颈阔肌）和颈深筋膜浅层；深面为椎前筋膜；内侧是咽侧壁及其筋膜。

2. 内容

（1）颈总动脉及颈内动脉和颈外动脉（见彩图 4）。

（2）颈内静脉。

（3）舌下神经、副神经、迷走神经。

（三）肌三角 muscular triangle

1. 境界　于前正中线、胸锁乳突肌前缘和肩胛舌骨肌上腹之间。其浅面有皮肤、浅筋膜、阔筋膜、颈前静脉、皮神经和封套筋膜；深面为椎前筋膜。

2. 内容

（1）甲状腺 thyroid gland

1）位置及毗邻：甲状腺侧叶紧贴甲状软骨板、环状软骨和第 1～6 气管软骨环的侧面；峡部位于第 2～4 气管软骨环的前方，其毗邻如下：

前面：舌骨下肌群和胸锁乳突肌。

内侧面：气管和食管、喉上神经外支和喉返神经 recurrent laryngeal nerve、咽下缩肌和环甲肌。

后面：甲状旁腺、颈总动脉和甲状腺下动脉的末段、颈交感干。

2）被囊及固定装置：甲状腺纤维囊（真囊）：位于内层，由腺体表面的结缔组织增厚形成；甲状腺假被囊（假囊）：由颈深筋膜中层脏部包绕甲状腺而形成；甲状腺悬韧带：将甲状腺固定于喉和气管上。

3）甲状腺的血供

动脉：甲状腺上动脉、甲状腺下动脉、甲状腺最下动脉。

静脉：先在真囊下形成静脉丛，然后汇成上、中、下三对静脉。甲状腺上静脉、甲状腺中静脉注入颈内静脉；甲状腺下静脉汇入头臂静脉。

(2) 甲状旁腺 parathyroid gland：扁圆形小体，上、下两对，多位于甲状腺侧叶后面，真、假被囊之间，偶有该腺埋藏于甲状腺实质内者称迷走甲状旁腺。

(3) 气管颈段的毗邻：两侧为甲状腺侧叶，后方为食管，二者之间两侧的气管食管旁沟内有喉返神经走行，其后外侧为颈动脉鞘及其内容和颈交感干。

(4) 食管颈段：食管颈段平环状软骨下缘平面与咽相接，下端在颈静脉切迹平面移行为食管胸部。

三、胸锁乳突肌区

(一) 颈动脉鞘 carotid sheath

由颈深筋膜中层包裹颈总动脉、颈内动脉、颈内静脉和迷走神经而形成。

1. 内容及位置关系：在鞘的上部，颈内动脉居前内侧，颈内静脉在其后外侧，两者之间的后内为迷走神经 vagus nerve；在鞘的下部，颈总动脉位于后内侧，颈内静脉在其前外侧，迷走神经行于二者的后外方。

2. 毗邻

(1) 浅面：有胸锁乳突肌、胸骨舌骨肌、胸骨甲状肌和肩胛舌骨肌下腹，颈袢及甲状腺上、中静脉。

(2) 后方：有甲状腺下动脉横过，隔椎前筋膜有颈交感干、椎前肌和颈椎横突等。

(3) 内侧：有咽和食管、喉与气管、甲状腺侧叶和喉返神经等。

(二) 颈袢 ansa cervical

1. 组成　由 1～3 颈神经前支的分支构成。其中第 1 颈神经前支的部分纤维构成颈袢上根；第 2～3 颈神经前支的部分纤维组成颈袢下根，上、下两根在颈动脉鞘内或其浅面合成颈袢。

2. 位置　多在颈动脉鞘前方，肩胛舌骨肌中间腱上缘，环状软骨水平，也可在鞘内。

3. 分支　由袢上发出分支支配肩胛舌骨肌、胸骨舌骨肌和胸骨甲状肌。

(三) 颈丛（见彩图 3、4）

由第 1～4 颈神经前支构成，位于胸锁乳突肌上部与中斜角肌、肩胛提肌之间。其分支有皮支、肌支和膈神经。

1. 皮支　自胸锁乳突肌后缘中点附近穿深筋膜浅出至皮下，主要分支有枕小神经、耳大神经、颈横神经和锁骨上神经。

2. 肌支　支配舌骨下肌群（颈袢）、颈部深肌（椎前肌和椎旁肌）、肩胛提肌和膈。

3. 膈神经　由第 3～5 颈神经前支的分支构成，沿前斜角肌表面下降入胸腔并经肺根前方下降达膈。运动纤维支配膈肌；感觉纤维分布于心包、肝、胆、胸膜及膈下腹膜。

(四) 颈交感干 cervical part of sympathetic trunk

位于脊柱两侧，由颈上、中、下交感神经节及其节间支组成。颈上神经节最大，梭行，长约 3 cm，位于第 2、3 颈椎横突前方。颈中神经节较小，位于颈动脉结节平面。颈下神经节多与第 1 胸神经节融合成颈胸神经节，又称星状神经节，位于第 1 肋颈的前方。

【解剖操作及观察要点】

一、触摸体表标志：下颌骨下缘、下颌角、乳突、舌骨，甲状软骨、颈静脉切迹、肩峰等。

二、皮肤切口（图4-3）

将标本肩部垫高，使头尽量后仰并保持中位。注意切口、分离皮瓣要浅，不要伤及颈阔肌。从中线向两侧剥离皮瓣。

1. 自下颌骨颏部沿颈正中线向下至胸骨柄上缘中点作一纵切口。

2. 从上述切口的上端，沿下颌骨下缘、下颌支后缘到乳突根部做横切口（若头面部解剖操作时已做，可省略）。

3. 从上述切口的下端，沿锁骨到肩峰做横切口（若上肢解剖操作时已做，可省略）。

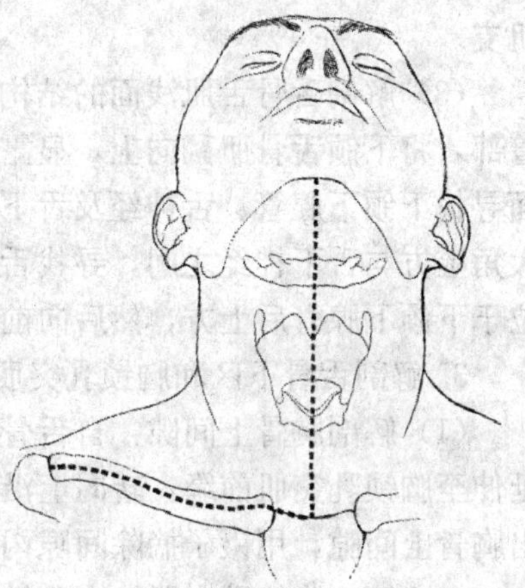

图4-3 颈部皮肤切口

三、层次解剖与观察

（一）解剖颈浅层结构

1. 解剖颈阔肌　清理颈阔肌表面的结缔组织，显露该肌全貌；观察颈阔肌的起止点和肌纤维走行后，自下颌骨下缘切断该肌，翻向下，注意其深面有颈丛皮支、面神经下颌缘支和颈支、浅静脉的浅淋巴结等，不要损伤。

2. 解剖颈前静脉　在颈正中线两侧的浅筋膜内寻找颈前静脉，追踪其穿入深筋膜处。

3. 解剖颈外静脉　自下颌骨后方，在胸锁乳突肌表面分离出颈外静脉，向上追踪至下颌角附近，向下追踪至锁骨上方穿入深筋膜处。注意此静脉周围可以看到一些颈外侧浅淋巴结，观察后去除即可。

4. 解剖颈丛皮神经　在胸锁乳突肌后缘中点附近的浅筋膜内寻找颈丛皮支：

(1) 追踪耳大神经，沿胸锁乳突肌表面伴颈外静脉上行，分布于耳廓及腮腺区皮肤。

(2) 追踪枕小神经，勾绕副神经，沿胸锁乳突肌后缘行向后上，分布于枕部皮肤。

(3) 追踪颈横神经，横行向前，越过胸锁乳突肌中份，穿颈阔肌后，分布于颈前区皮肤。

(4) 解剖锁骨上神经，一般3支，起始位置较深，在锁骨上缘处浅出，越过锁骨，分布于颈前外侧部、胸上部（第2肋以上）及肩部等处的皮肤。

（二）解剖颈深筋膜浅层

颈深筋膜分3层，随着逐步深入解剖才能全部看到，先观察颈筋膜浅层。保留已剖出的浅静脉和皮神经，清理残余的浅筋膜，观察颈筋膜浅层即封套筋膜包被颈部的情况。

（三）解剖舌骨上区

1. 解剖颏下三角　清除颏下深筋膜浅层和颏下淋巴结，显露两侧的二腹肌前腹，辨认颏下三角的构成：由两侧二腹肌前腹与舌骨体围成；探查三角深面的下颌舌骨肌。

2. 解剖下颌下三角　首先在下颌下三角区域轻轻剖开颈筋膜浅层和其形成的下颌下腺鞘，注意腺表面和其附近有数个下颌下淋巴结，原位保留。修整二腹肌的前后腹，确认下颌下三角的境界，切开深筋膜浅层形成的下颌下腺鞘，清除邻近的下颌下淋巴结，观察下颌下腺的位置及毗邻。

（1）剖查面静脉与面动脉：在下颌下腺浅面找出面静脉，它接受颏下静脉。轻轻向下牵拉下颌下腺，在下颌下腺与下颌骨之间解剖出面动脉，追踪面动脉，可见其绕下颌骨的下缘至面部。

（2）剖查下颌舌骨肌及神经：将下颌下腺翻向上，修洁二腹肌后腹和茎突舌骨肌，查证下颌下三角的境界。观察后切断二腹肌前腹在下颌骨上的附着点，向下翻转后，修洁并观察三角深面的下颌舌骨肌，寻找行于该肌表面的下颌舌骨肌神经以及分出的至二腹肌前腹的肌支。

（3）解剖舌骨舌肌浅面的结构：自颈正中线沿舌骨体细心切断下颌舌骨肌在舌骨上的附着部，将下颌舌骨肌翻向上，显露其深面的舌骨舌肌。在下颌下腺深面的前缘及舌骨舌肌表面寻找下颌下腺管、舌神经及舌下神经；沿舌下神经向后上追踪，并寻找颈袢上根。在舌骨大角上方与舌下神经之间，寻找舌动、静脉，舌动脉由舌骨舌肌后缘潜入其深面；舌神经先位于下颌下腺管后上方，然后向前经该管的外侧，勾绕该管的内侧，分布于舌。

3. 解剖舌骨下区和胸锁乳突肌区

（1）解剖胸骨上间隙：自舌骨体下缘中点向下纵切颈筋膜浅层至胸骨柄上缘，然后横行延伸至胸锁乳突肌前缘，转向上沿此肌前缘切开约 3～4cm，将此筋膜瓣向上翻开，即显露出胸骨上间隙，用镊子摘除间隙内的结缔组织，寻找并观察颈静脉弓及其附近的淋巴结。

（2）解剖胸锁乳突肌：自胸锁乳突肌前缘纵行切开颈筋膜，沿肌表面剔除深筋膜至该肌后缘，显露并观察胸锁乳突肌，切断其胸骨和锁骨起点，将该肌及其深面的深筋膜浅层向后上一起翻起，并做钝性分离，直至其上 1/3 的深面，寻找支配此肌的副神经和颈外动脉的分支，副神经继续向后外下至颈外侧区，暂不追踪。

（3）解剖颈袢及气管前筋膜：

1）剖查颈袢：在颈动脉鞘的浅面寻找颈袢的上、下两根，上根来自颈 1 神经前支，取道舌下神经，然后分出；下根来自颈 2、3 神经前支。颈袢发出分支支配舌骨下肌群。一般在各肌下份的外侧缘进入肌内。

2）观察颈外侧深淋巴结：在颈动脉鞘的表面及附近有颈外侧深淋巴结，以肩胛舌骨肌中间腱为界分为上、下两群。

3）修洁并观察舌骨下肌群：仔细清理舌骨下肌群表面的结缔组织，显露浅表的二肌：胸骨舌骨肌和肩胛舌骨肌。然后平胸骨柄上缘切断胸骨舌骨肌并翻向上至舌骨；再修洁深面的胸骨甲状肌和甲状舌骨肌，切断胸骨甲状肌的下端并翻起，即可暴露出甲状腺、喉和气管等颈部器官。观察气管前筋膜及甲状腺假被囊。

（4）解剖颈动脉鞘：纵向剪开颈动脉鞘，剖查并观察颈总动脉、颈内动脉、颈内静脉和迷走神经的位置关系。在鞘的上部，颈内动脉居前内侧，颈内静脉在其后外侧，两者之间的后内为迷走神经；在鞘的下部，颈总动脉位于后内侧，颈内静脉在其前外侧，迷走神经行于二者的后外方。观察颈内静脉的属支面静脉、舌静脉、甲状腺上静脉、甲状腺中静脉等。

（5）解剖颈动脉三角：

1）查看颈动脉三角的境界：将胸锁乳突肌恢复原位，观察颈动脉三角的境界。

2）观察颈总动脉及其分支：沿颈总动脉向上追踪至甲状软骨上缘水平分离出其分出的颈内动脉与颈外动脉，观察二者的位置关系；并辨认颈总动脉末端、颈内动脉起始处的颈动脉窦；试着寻找在颈内动脉、颈外动脉分叉处的颈动脉小球以及舌咽神经的分支颈动脉窦支。

3）剖查颈外动脉的分支：在颈外动脉的起始处寻找甲状腺上动脉并向前下追踪至甲状腺侧叶上极；沿颈外动脉前壁向上、在舌骨大角和稍上方水平依次寻找舌动脉和面动脉，追踪至二腹肌后腹深面，观察它们的走行及分布。在二腹肌后腹下方、颈外动脉和颈内动脉的浅面再次确认舌下神经并追踪至下颌下三角。

（6）解剖肌三角：

1）查看肌三角的境界。

2）解剖甲状腺：清理颈深筋膜中层的筋膜，即气管前筋膜。观察该筋膜包裹甲状腺形成的甲状腺鞘，即假被膜；暴露甲状腺及邻近器官，观察甲状腺侧叶、峡部的形态、位置，观察有无锥状叶，若有，其形态如何。查看甲状腺周围的毗邻情况。

3）解剖甲状腺中静脉：在甲状腺侧叶外侧缘中份剖查甲状腺中静脉，追踪至颈内静脉，观察后切断。

4）解剖甲状腺上极的血管及神经：在甲状腺侧叶上极附近，剥离筋膜解剖出甲状腺上动脉及伴行静脉，并在其后方找出与其伴行的喉上神经外支。注意，喉上神经外支在距甲状腺侧叶上极约1cm处离开动脉，行向内下至环甲肌。在舌骨大角与甲状软骨之间找出喉上动脉及其伴行的喉上神经内支，追踪至穿甲状舌骨膜处。

5）解剖甲状腺下动脉及喉返神经：将甲状腺侧叶向内翻起，显露甲状腺侧叶后面，在腺的下极附近寻找甲状腺下动脉，此动脉来自甲状颈干，从甲状腺侧叶后面分支入腺。（甲状颈干待后剖查）。将甲状腺尽量向前内牵拉，在环甲关节后方或在气管与食管之间的旁沟内寻找喉返神经，注意观察该神经与甲状腺下动脉的交叉关系。喉返神经一般在气管食管旁沟内上行，在甲状腺侧叶深方与甲状腺下动脉交叉，常分前、后二支入喉。

6）剖查甲状腺最下动脉：在甲状腺峡下方的气管前间隙内，轻轻剥离结缔组织，查看有无甲状腺最下动脉。查看甲状腺下静脉，它常有数支，互相吻合成的奇静脉丛，或集成单干下行注入头臂静脉。

7）解剖甲状腺被膜：观察颈深筋膜中层包裹甲状腺形成假被膜；用刀轻轻划开甲状腺侧叶前面的鞘膜，观察甲状腺表面尚有一层薄纤维膜（甲状腺真被膜），两层膜之间即囊鞘间隙，内有疏松的结缔组织和穿行的甲状腺血管等，不要损伤；再切开甲状腺真被膜，即可暴露甲状腺实质。注意甲状腺鞘在甲状腺侧叶后方逐渐增厚形成甲状腺悬韧带。

8）观察甲状旁腺：在甲状腺侧叶后面上中1/3交界处、下部实质或结缔组织中寻找上、下甲状旁腺。它们多呈扁卵圆形米粒状、略呈橘红色。若找不到，可能被包裹在甲状腺实质中。

【临床联系】

一、颈内静脉的应用解剖

颈内静脉在颅底颈静脉孔的后部续于乙状窦，其起点处有颈静脉上球，位于鼓室底后部的下方。该静脉在颈动脉鞘内下行，至胸锁关节后方与锁骨下静脉汇合成头臂静脉，其末端膨大，称颈静脉下球，内有静脉瓣。

1. 颈静脉上球有血栓形成时（如中耳炎），舌咽神经和迷走神经可能受累，产生相应的神经症状。

2. 在手术清除颈内静脉附近受结核分枝杆菌感染或肿瘤细胞浸润的淋巴结时，可危及该静脉。但结扎一侧的颈内静脉，不影响脑部的血液回流，故颈部癌肿清扫时，常将其切除。

3. 可以用作血管移植的材料，如肠系膜上静脉与下腔静脉搭桥术，下腔静脉修补术可取颈内静脉作为架桥材料；在肝门静脉修复时也可取颈内静脉移植代替肝门静脉等。

4. 可以通过颈内静脉穿刺和插管至上腔静脉，测定中心静脉压或输入高价营养。由于右侧颈内静脉较粗，且与头臂静脉几乎成一直线通上腔静脉。因此，穿刺或插管术宜选在右侧。

二、喉返神经的应用解剖

喉返神经分支按其分布范围可分为喉支和喉外支，前者在入喉前多分为前支、喉支。有研究表明（100 例喉返神经），87％的喉返神经分支呈树枝状，称树枝型（多支型）；13％喉返神经分支与分支或分支与交感神经链间吻合成袢状，称喉返神经袢。59.8％的喉返神经分支发出部位在甲状腺下极平面以上，距甲状腺下极（10.1±7.2）mm；8.5％的分支发出部位与甲状腺下极相齐平；31.7％在其平面以下，与之距离为（8.6±5.5）mm。右喉返神经50.0％在甲状腺下动脉之前，22.0％在其之后，14.0％在动脉分支之间穿过，14.0％神经分支与动脉分支相互夹持；左喉返神经 56.0％在动脉之后，14.0％在其之前，16.0％在动脉分支之间穿过，14.0％神经分支与动脉分支相互夹持。在甲状腺手术中，结扎甲状腺下动脉前，应仔细分离、单独、且宜尽量远离甲状腺结扎该动脉，以免损伤喉返神经和（或）其分支。

【思考题】

1. 名词解释：（1）气管前间隙；（2）甲状腺鞘；（3）颈袢；（4）颈动脉鞘。

2. 简答题

（1）根据甲状腺的毗邻，思考甲状腺肿大时可能压迫哪些结构？

（2）试述甲状腺的血供特点及动脉与喉神经的关系。

（3）低位气管切开术所经过的层次结构有哪些？

第二节　颈外侧区和颈根部的解剖

【目的要求】

1. 掌握颈根部和斜角肌间隙的位置和内容。

2. 掌握副神经的行程和体表投影。

3. 熟悉臂丛的组成、位置及体表投影。

4. 了解颈部淋巴结的分布。

【基本内容及学习要点】

一、颈外侧区

颈外侧区为锁骨中 1/3 段上缘、胸锁乳突肌后缘与斜方肌前缘之间的区域，在颈深筋膜浅层的深面，该区被肩胛舌骨肌下腹进一步划分为枕三角和锁骨上三角。

（一）枕三角 occipital triangle

1. 境界　位于胸锁乳突肌后缘、斜方肌前缘与肩胛舌骨肌下腹上缘之间。颈深筋膜浅层为该三角的顶，颈深筋膜深层（椎前筋膜）和深层肌（头夹肌、肩胛提肌、前中后斜角肌）构成该三角的底。

2. 内容

（1）副神经 accessory nerve：体表投影：自乳突尖与下颌角连线中点，经胸锁乳突肌后缘中、上 1/3 交点，至斜方肌前缘中、下 1/3 交点的连线。

（2）颈丛及臂丛的分支：颈丛皮支和肌支；臂丛的锁骨上分支分布于颈深肌、背浅肌、部分上肢带肌和胸上肢肌。

（二）锁骨上三角

1. 境界　由胸锁乳突肌后缘、肩胛舌骨肌下腹和锁骨上缘中 1/3 段围成。其浅面依次为皮肤、浅筋膜、颈阔肌及颈筋膜浅层；其深面为椎前筋膜。

2. 内容

（1）锁骨下静脉及静脉角、颈深淋巴结下组、胸导管以及右淋巴导管等结构位于颈根部锁骨上大窝深部。

（2）锁骨下动脉：为该动脉第三段，其下方为第一肋，后方为臂丛，前下方是锁骨下静脉。其直接和间接的分支有甲状颈干、肩胛背动脉、肩胛上动脉和颈横动脉。

（3）臂丛 brachial plexus：经斜角肌间隙进入此三角。合成上干、中干和下干；三干比较集中，恰位于锁骨中点上方，位置较浅，临床上常在此处进行臂丛阻滞麻醉。

二、颈根部

在诸结构中，以前斜角肌为标志，颈根部的结构如下：

（一）前斜角肌平面以前的结构

指前斜角肌平面与肩胛舌骨肌下腹及其筋膜之间即斜角肌前间隙内的结构，主要有锁骨下静脉（与颈内静脉汇合，构成静脉角）、胸导管 thoracic duct（左侧）、右侧为右淋巴导管、颈深下淋巴结（又称锁骨上淋巴结）、膈神经。

（二）前斜角肌内侧的结构（即椎动脉三角内的结构）

1. 锁骨下动脉第一段及其分支　椎动脉、甲状颈干 thyrocervical trunk 和胸廓内动脉起始段（有时尚见颈横动脉和肩胛上动脉）。

2. 交感干颈段和星状神经节。

3. 胸膜顶 cupula of pleura　其表面有胸膜上膜（Sibson 筋膜）覆盖，体表投影为锁骨内侧 1/3 段上方约 2～3 cm。

椎动脉三角：位于颈根部，内侧界为颈长肌，外侧界为前斜角肌，下界为锁骨下动脉第一段，尖为第六颈椎横突前结节。三角的后方为胸膜顶、第七颈椎横突、第八颈神经前支及第一肋颈；前方有颈动脉鞘、膈神经及胸导管弓等。三角内的主要结构有椎动、静脉，甲状腺下动脉，颈交感干及颈胸神经节等。

（三）前斜角肌后方的结构（即位于斜角肌间隙的结构）

1. 胸膜顶。

2. 锁骨下动脉第二段及肋颈干。

3. 臂丛五个根。

（四）前斜角肌外侧的结构（即位于锁骨上大窝深部的结构）

1. 锁骨下动脉第三段。

2. 臂丛的上、中、下干。

【解剖操作及观察要点】

一、颈外侧区的解剖与观察

1. 清除颈外侧区浅筋膜，在枕三角内清除封套筋膜，观察其境界。

2. 解剖副神经　在颈后三角顶与底之间的结缔组织中，寻找并观察副神经，在胸锁乳突肌后缘上、中 1/3 交界处进入枕三角，在此处被枕小神经勾绕，向后下斜跨过枕三角至斜方肌前缘深面，即斜方肌前缘锁骨上二横指处进入该肌。其出、入该三角的两点可作为寻找和辨认副神经的标志。

3. 解剖颈丛　向内牵拉颈内静脉和颈总动脉，清理颈丛及分支；颈丛深面是肩胛提肌和中斜角肌，内下方是前斜角肌。追踪膈神经，该神经由外上向下内斜跨前斜角肌表面，经锁骨下动静脉之间，迷走神经的外侧进入胸腔。

4. 解剖臂丛及其分支　在前斜角肌外侧解剖出臂丛的三干，辨认由颈 5、6 神经前支合成上干，颈 7 神经前支构成中干，颈 8 和胸 1 神经前支合成下干；沿三干向内侧，追踪臂丛的五个根，斜经锁骨上三角深部和锁骨后方延入腋窝。由臂丛的上干或上干的后股追寻肩胛上神经；寻找由第五颈神经根发出的肩胛背神经，此神经穿过中斜角肌到颈外侧区；沿臂丛和中斜角肌之间寻找胸长神经，此神经由第 1 肋外侧跨越前锯肌上缘进入腋腔。

5. 解剖锁骨下静脉　清理锁骨下动脉第三段前方的锁骨下静脉。此静脉与颈内静脉汇合处构成静脉角，收纳胸导管和右淋巴导管的淋巴液。

6. 解剖锁骨下动脉　在前斜角肌内侧，清理锁骨下动脉第一段及其分支，在此动脉上壁，寻找椎动脉和甲状颈干；在与椎动脉起点相对处找到胸廓内动脉；在其后壁找到肋颈干；在斜角肌间隙内，清理锁骨下动脉第二段；在斜角肌的外侧，修整锁骨下动脉第三段。

二、颈根部的解剖

（一）解剖椎动脉三角

离断胸锁关节，在锁骨中、外 1/3 交界处锯断锁骨，紧贴其后分离锁骨下肌。清除颈外侧区的深筋膜，观察椎动脉三角的范围，查认三角内的结构，椎动、静脉，甲状颈干及其发出的甲状腺下动脉等。

（二）层次解剖与观察

1. 解剖胸导管末端　在左静脉角或颈内静脉末端寻找胸导管，它横过颈动脉鞘后方再转向下，跨左锁骨下动脉前方注入静脉角。其形状类似小静脉，壁薄呈串珠状。在右静脉角处仔细寻找右淋巴导管，其长度仅 1cm 左右；注意辨认两侧的颈干、锁骨下干和支气管纵隔干。

2. 解剖迷走神经及喉返神经　清理颈内静脉和颈总动脉表面的筋膜，追踪二者之间的迷走神经。左迷走神经经左颈总动脉和左锁骨下动脉之间入胸腔；右迷走神经经颈内静脉后方，锁骨下动脉第一段前方入胸腔，发出右喉返神经勾绕锁骨下动脉走向后方，进入气管食管旁沟。

3. 解剖甲状颈干及椎动脉　修整锁骨下动脉第一段，在该动脉的上壁，由内向外寻找甲状颈干。自甲状颈干分出的甲状腺下动脉追踪至甲状腺下极；颈横动脉经锁骨与前斜角肌、膈神经之间向外侧入斜方肌深面；肩胛上动脉经膈神经和前斜角肌前方和锁骨后方至肩胛区。椎动脉在甲状颈干内侧，上行穿 6 个颈椎横突孔入颅。

4. 解剖胸廓内动脉　在锁骨下动脉第一段下壁与椎动脉起点相对处，找到胸廓内动脉，可见其下行入胸腔。

5. 解剖颈交感干　在颈动脉鞘的后方、迷走神经内侧找到颈交感干。沿交感干向上、下清理，可以找到颈上和颈中神经节，颈上神经节呈梭形，容易辨认；沿交感干向下追踪至胸膜顶后方，寻找颈下神经节。

【临床联系】

胸廓出口综合征：是由于臂丛和锁骨下动脉、静脉在胸廓上口受压迫而产生的一系列症状。胸廓出口是指解剖学上的胸廓上口，由第一胸椎、第一肋及胸骨柄上缘组成。气管、食管、大血管等诸多结构经此口出入颈部和胸腔，但与胸廓出口综合征临床表现有关的结构主要是臂丛下干和锁骨下动、静脉。主要表现为：①手部小肌肉及少数前臂肌肌力减退、麻痹或萎缩；②患侧上肢内侧即手部疼痛，第 3、4、5 指指尖触觉分辨及振动觉减退或消失；③少数病人有患肢血液循环障碍，表现为患肢苍白、变冷或淤血、水肿等现象。

主要解剖学原因：臂丛的根、干及锁骨下动脉穿过斜角肌间隙，经锁骨上大窝外下行入腋腔；锁骨下静脉隔前斜角肌，伴行于锁骨下动脉前下方，经锁骨上大窝，穿肋锁间隙入胸腔。任何原因导致斜角肌间隙和肋锁间隙缩小，均可使臂丛和锁骨下血管受压，产生或加重胸廓出口综合征的临床表现。例如：

(1) 肩负重荷，在不耸肩、抬锁骨的情况下，锁骨下沉，可压迫臂丛下部和锁骨下血管于第一肋上（肋骨-锁骨综合征）。

(2) 前斜角肌痉挛，上提第一肋；或使病人头向健侧旋转，被动牵拉前斜角肌，可压迫臂丛下部和锁骨下血管。

(3) 肩关节过度外展、外旋，臂丛神经和锁骨下动脉、静脉抵押于胸小肌止腱和喙突，牵拉成角而受压。

【思考题】

1. 名词解释：(1) 椎动脉三角；(2) 斜角肌间隙。

2. 简答题

(1) 颈丛及臂丛麻醉的穿刺部位分别在哪儿？

(2) 前斜角肌的毗邻有哪些？

(3) 鼻咽癌、舌尖癌、胃癌可能首先转移至哪组淋巴结？

（李 京 徐 蕴）

第五章　胸部

概　述

一、境界与分区

（一）境界　胸部上界为颈静脉切迹、胸锁关节、锁骨上缘、肩峰和第 7 颈椎棘突的连线，下界为剑突、肋弓、第 11 肋前端、第 12 肋下缘和第 12 胸椎棘突的连线，上部两侧界为三角肌的前、后缘。

（二）分区　胸部分为胸壁和胸腔。每侧胸壁又分为胸前区、胸外侧区和胸后区；胸腔中部为纵隔所占据，左、右部容纳肺和胸膜。

二、表面解剖

（一）体表标志　颈静脉切迹、胸骨角、剑突、锁骨和锁骨下窝、肋和肋间隙、肋弓、乳头、胸大肌。

（二）标志线　前正中线、胸骨线、锁骨中线、胸骨旁线、腋前线、腋后线、腋中线、肩胛线、后正中线。

第一节　胸前壁深层和胸膜腔的解剖

【目的要求】

1. 掌握胸前壁的层次、肋间隙结构和神经、血管走行的排列关系及其临床意义。

2. 了解胸廓内动脉的行径、分支和分布。

3. 掌握胸膜腔的概念及壁胸膜的分部；掌握肺和胸膜的体表投影。

4. 掌握肺根的组成及其位置关系。

5. 熟悉肺段的概念和特点。

【基本内容及学习要点】

一、基本内容

（一）胸前壁层次

皮肤、浅筋膜、深筋膜及胸廓外肌层（见第二章第一节），肋间肌、肋间血管神经束、胸廓内血管、胸横肌、胸内筋膜。

肋间隙 intercostal space：内有肋间肌、肋间血管、神经和结缔组织膜等结构。由浅入深为肋间外肌、肋间内肌和肋间最内肌。肋间后血管和肋间神经在肋间隙后部，行于胸内筋膜与肋间内膜之间，至肋角附近，穿行于肋间最内肌与肋间内肌之间，在肋角和腋中线之间三者排列顺序自上而下为静脉、动脉、神经，行于肋沟内。

（二）胸膜与肺

1. 胸膜 pleura 可分为互相移行的内、外两层，即脏胸膜或肺胸膜、壁胸膜。

壁胸膜分为 4 部：肋胸膜、膈胸膜、纵隔胸膜和胸膜顶。

（1）胸膜顶 cupula of pleura 突向锁骨内侧 1/3 段上方 2～3cm，上面覆以胸膜上膜，起固定和保护作用。

（2）胸膜腔及胸膜的隐窝：由于胸膜脏、壁两层在肺根和肺韧带处互相移行，在左、右两肺周围各形成了完全封闭的胸膜腔 pleural cavity。胸膜隐窝：主要有肋膈隐窝 costodiaphragmatic recess 和肋纵隔隐窝。

（3）胸膜前界：左、右前反折线间，上方的为上胸膜间区，又称胸腺三角；下方者称为下胸膜间区，又称心包三角（心包裸区）。

（4）胸膜下界：为肋胸膜与膈胸膜的返折线。右侧起自第 6 胸肋关节后方，左侧起自第 6 肋软骨中点处，两侧均向外下行，在锁骨中线与第 8 肋相交，腋中线与第 10 肋相交，肩胛线上与第 11 肋相交，近后正中线上平第 12 胸椎棘突高度。

2. 肺 lung

（1）肺叶：左肺由斜裂分为上、下两叶。右肺被斜裂、水平裂分为上、中、下三个叶。

（2）肺门与肺根：肺门 hilum of lung 位于肺纵隔面中部的凹陷处，有支气管，肺动、静脉，支气管动、静脉，神经及淋巴管进出肺。这些结构借结缔组织相连并被胸膜包绕形成肺根。此处胸膜由脏层向壁层反折在肺根的下部，前后两层相贴形成肺韧带 pulmonary ligament。

两肺根各结构的位置关系由前向后相同，即肺上静脉、肺动脉和支气管。由上而下，左、右略有不同，左肺根为肺动脉、支气管、肺静脉。右肺根为支气管、肺动脉、肺静脉。

（3）支气管肺段 bronchopulmonary segment

左、右支气管反复分支，呈树状，故称支气管树 bronchial tree。每支肺段支气管与所属的肺组织称为支气管肺段。肺段呈圆锥形，尖向肺门，底位于肺表面，段间有少量结缔组织分隔。段间静脉则走行于肺段之间，接受相邻两肺段的静脉血，是肺段切除的标志。

通常将右肺分为 10 个肺段，即上叶分 3 段，中叶分 2 段，下叶分 5 段。左肺有 8 个肺段。

（4）肺的血管、淋巴

1）肺的血管：肺动、静脉为肺的功能血管；支气管动、静脉为肺的营养血管。

2）肺的淋巴：可分为浅、深两组。浅组注入支气管肺（门）淋巴结。深组汇合成淋巴管，沿肺血管和各级支气管回流至支气管肺（门）淋巴结。两组淋巴管丛在胸膜下和肺门处有吻合。

【解剖操作及观察要点】

一、胸壁的解剖观察

（一）胸前外侧壁浅层

胸前外侧壁浅部结构已在上肢解剖时解剖完毕，先将已解剖的结构翻起，显露前锯肌，自肌齿处剥离该肌，连同胸长神经一并翻向外侧。清除残存的结缔组织，显露肋和肋间隙的结构。

（二）肋间隙的解剖观察

1. 肋间肌的解剖观察　选择肋间隙较宽的第 4 或第 5 肋间隙，观察肋间外肌的肌纤维方向，可见其自后上方斜向前下方，于肋间隙前部的肋软骨之间，肋间外肌移行为肋间外膜；自胸骨侧缘至腋中线向内侧沿第 4 或第 5 肋下缘，用刀尖划开一段（约 8～10cm）肋间外肌，切勿过深，将肌片向下翻，显露其深面的肋间内肌；查证肋间内肌的肌纤维走行由后下斜向前上，与肋间外肌肌纤维的走向相交叉。

2. 肋间后血管和肋间神经的解剖观察　用组织镊轻拉已显露的肋间神经外侧皮支，于其穿出处循其走向沿肋骨下缘用刀尖划开肋间内肌，勿过深，以免切破深面的胸膜！将肌片翻向下方，然后沿肋间神经外侧皮支追寻肋间神经，并寻认行于其上方的肋间后动脉、静脉，观察三者间的排列关系；沿肋间神经向前追踪，可见其终支在胸骨外侧缘处穿肋间内肌和肋间外膜伴胸廓内动脉的前穿支达皮下浅层，成为肋间神经前皮支；于下位肋骨上缘寻认肋间后动脉的侧副支，可见其与胸廓内动脉的肋间前支相吻合。

（三）打开胸前壁

1. 锯断胸锁关节或用刀离断胸锁关节（若解剖颈部时已离断，此步骤可省）。

2. 分离及剪断肋骨：于胸廓上口前外侧将胸膜顶与胸廓上口钝性分离，贴前斜角肌附着处内侧，用肋骨剪剪断第 1 肋，于第 1 肋软骨内缘后方寻找并剪断胸廓内血管。于腋前线与第 2 肋交点和腋中线与第 10 肋交点连线上，剪断 2～10 肋及肋间结构。在操作过程中，剪肋骨之前，应用手指轻轻将贴附于胸壁内面的壁胸膜推离分开，再行剪断操作，并一边分离推移胸膜一边将胸前壁向下翻，尽量保持胸膜的完整。继续掀开胸前壁至剑胸结合处，可将膈肌前部在剑突和肋弓处的附着部分剥离，钝性分离连于胸骨和心包的胸骨心包韧带，最后将胸前壁翻向腹面。但应注意保持胸骨下角区域壁胸膜的完整性。

（四）胸横肌、胸内筋膜的解剖观察　在揭开的胸前壁内面观察胸横肌、肋间最内肌和胸内筋膜，注意它们与胸壁血管和神经的层次关系。衬于胸前壁内面的结缔组织膜即胸内筋膜，观察其配布，透过筋膜可见附于胸骨体和肋软骨内面的胸横肌。

（五）剖查胸廓内血管和胸骨旁淋巴结　胸廓内动、静脉已切断，找到其断端，查证其沿胸骨侧缘外侧 1cm 处纵行，切开胸内筋膜和胸横肌，清理并寻认由胸廓内动脉发出的肋间前支、穿支、心包膈动脉和排列于血管周围的胸骨旁淋巴结；向下追踪至第 6 胸肋关节水平，可见胸廓内动脉分为腹壁上动脉和肌膈动脉两终支，前者于剑肋角处穿入腹直肌鞘，后者则沿肋弓内面向外下走行；心包膈动脉在纵隔胸膜与心包之间下行至膈。

二、胸膜腔

（一）观察胸腔内容　在已掀起胸前壁的胸腔内，观察胸腔由胸廓和膈围成，可见胸腔中部为纵隔，其两侧容纳左、右肺和胸膜腔。

（二）探查胸膜腔

1. 切开壁胸膜　沿锁骨中线自第 2 肋间隙至第 6 肋间隙高度做一“工”字形切口。打开胸膜腔，将肋胸膜翻向两侧，暴露其深面的胸膜腔及覆于肺表面的脏胸膜。脏、壁胸膜如有粘连，可钝性分离之。

2. 探查胸膜腔

1）探查壁胸膜的各部：将手伸入胸膜腔分别向上、下方、内侧和后方探查壁胸膜各部：肋胸膜、纵隔胸膜、膈胸膜和胸膜顶，其中胸膜顶突至颈根部，用手指轻轻顶起胸膜顶探明其位置及其与颈根部大血管和神经的毗邻。

2）探查壁胸膜各部的反折线：肋胸膜前缘与纵隔胸膜前缘的反折线即胸膜前界，肋胸膜下缘与膈胸膜之反折线即胸膜下界，将胸前壁复位，验证上述各结构的位置、走行和体表投影。

3. 观察上、下胸膜间区　查证在两侧胸膜前界的上段及下段间，各有一三角形的无胸膜区，即胸腺区和心包区，分别为胸腺和心包所占据。

4. 探查胸膜隐窝　将手伸入肋膈隐窝内以及左纵隔胸膜前缘下部与肋胸膜反折处形成

的肋纵隔隐窝内，探查此二隐窝。由于肺塌陷，肋膈隐窝较深，探查时小心勿被肋骨断端刺伤。

5. 肺韧带的解剖观察 一手将肺前缘向外侧翻起并托起肺底，一手在肺根下方，纵隔胸膜外侧探入胸膜腔，拇指在前，其他指在后，可摸到张于纵隔与肺之间呈冠状位的脏、壁胸膜的移行部，即肺韧带。

三、肺的解剖观察

（一）原位观察 原位观察两肺的位置、分叶和形态，探查肺尖突向胸膜顶至颈根部的情况，将已掀起的胸前壁反复复位，验证肺前、下缘和叶间裂的体表投影，并比较其与胸膜前、下界的关系。将肺推向上方，观察肺底与膈穹窿的关系。

（二）取肺

1. 取左肺

（1）先透过纵隔胸膜辨认肺根周围结构

1）下降于肺根前面的膈神经及与心包膈血管所形成的血管神经束，它们行于纵隔胸膜和心包之间。

2）绕过肺根上方的主动脉弓及从弓的左前面下降至肺根后面的迷走神经。

（2）观察分离后切断肺根

用镊子或刀尖背面轻轻划破并细心剥去肺根前面的胸膜，由浅入深逐渐解剖出左肺根的结构：①最浅（前面）为肺上静脉，其后下方有肺下静脉，可见其周围有若干淋巴结为肺门淋巴结。在近肺门处切断左肺上、下静脉；②在肺上静脉的后上方，可找到肺动脉，它的管壁较厚，追踪至肺门，在靠近肺门处切断肺动脉；③近肺门处，肺动脉移至支气管的上方，入肺门后转至支气管的后方。近肺门处切断支气管及其后方的胸膜和肺根下方的肺韧带。取出左肺。分离和切断肺根结构时，一定要逐一分离、辨别、观察后切断，勿伤及肺根后方的左迷走神经。

（3）观察左肺：将取出的左肺冲洗干净，用镊子剔除肺门处的结缔组织，复查组成肺根的各结构，鉴别组成肺根的肺动、静脉和主支气管。查证主支气管于肺门处分为二支叶支气管。若离断肺根过于靠近肺门一侧，则可直接分离出肺叶支气管断端。在主支气管的前上方有肺动脉，在主支气管和肺动脉的前方、下方近肺韧带处，分别有肺上、下静脉；紧贴支气管膜壁的后面常可找到细小的支气管动脉的断端。此外，在肺门处各管道的周围可见到数个黑色或灰褐色的支气管肺淋巴结和呈网状的神经束，即肺丛以及与许多淋巴结相连的淋巴管。

2. 取右肺

（1）先要辨认右肺根的结构

1）在肺根之前，可见贴着上腔静脉、心包和下腔静脉下降的膈神经及心包膈血管，它们行于纵隔胸膜和心包之间。

2）绕过肺根上方而汇入上腔静脉的奇静脉。

（2）观察后切断右肺根：同切左肺根一样，轻轻划破并细心剥去右肺根前面的胸膜，由浅入深逐渐解剖右肺根的结构：①肺上静脉，将之追踪至肺门，可见到其附近有若干淋巴结，即肺门淋巴结，近肺门处切断肺上静脉；②在静脉后方找出肺动脉，动脉管壁较厚，追踪至肺门，在靠近肺门处切断肺动脉；③在肺动脉的后方（稍高）找出支气管；④在肺根的下部找出肺下静脉，它的位置较深。切断支气管、肺下静脉、肺根后面的胸膜和肺韧带。取出右肺。同样，注意勿伤及右迷走神经。

(3) 观察右肺：观察内容同左肺。注意比较左、右两侧肺的形态、肺根结构排列的差异。

四、剖查肋间隙后部

选择胸后壁内面的第5或第6肋间隙，切开并剥离胸后壁的肋胸膜，观察肋角内侧的肋间内膜及走行于其内面的肋间神经和肋间后血管，以及自肋角处开始出现的肋间最内肌，其肌纤维方向与肋间内肌相同，该肌仅存在于自肋角处至肋骨前端与肋软骨连接处之间的肋间隙区段内。沿上位肋骨下缘用刀尖划开肋间最内肌，将肌片向下翻，可见该肌与肋间内肌间走行的肋间后血管神经束。在肋角附近，清理肋间后动脉和肋间神经，可见肋间后动脉和肋间神经分为上、下支。观察血管、神经在肋角内、外侧的位置关系和上、下支的行程。在肋角内侧，肋间后血管和肋间神经走行于肋间隙的中部，三者无一定的排列顺序；在肋角外侧，血管、神经的上支循肋沟前行，排列顺序自上而下为肋间后静脉、肋间后动脉和肋间神经。下支沿肋间隙下一肋骨上缘的上方前行。

五、结束实验

复查解剖出的结构，总结记录相关内容，然后将肺还纳入胸腔、将胸腺和胸前壁各层结构恢复原位，结束本次解剖操作。

【临床联系】

胸膜腔穿刺术　胸膜腔穿刺术是将穿刺针自胸壁穿刺入胸膜腔，抽取积液进行检查，也用于治疗不同原因引起的气胸、血胸、脓胸、液气胸，或向胸膜腔内注入药物进行治疗。穿经层次依次为皮肤、浅筋膜、深筋膜、肌层、肋间软组织、胸内筋膜、壁胸膜，不同位置穿刺肌层不尽相同。肋间后血管在肋角内侧斜行于肋间隙中份，且排列不规则，在肋角内侧穿刺最易损伤肋间血管神经，因此胸膜腔穿刺常选在肋角外侧进针，在肩胛线与腋前线范围内穿刺时，在下位肋骨稍上方进针，而在肋间隙前部穿刺时，应在肋间隙的中间进针，临床胸膜腔积液穿刺常自肩胛线或腋后线第8～9肋间隙沿肋骨上缘进针，接近但不宜紧靠肋骨上缘，以免刺伤肋间血管神经的下支，胸膜腔积气穿刺点常选锁骨中线第2肋间隙，在肋间隙的中间进针。

【思考题】

1. 名词解释：(1) 肋膈隐窝；(2) 肺韧带；(3) 肺段。

2. 简答题

(1) 肋间后血管和肋间神经的走行排列有何规律？

(2) 肺根的主要结构是如何排列的？

第二节　纵隔的解剖

【目的要求】

1. 掌握纵隔的概念、境界和分区。
2. 掌握上纵隔结构层次及毗邻关系。
3. 熟悉心包和心包腔的概念，心包横窦、斜窦的位置和意义。
4. 掌握后纵隔各结构的起止、行程和重要毗邻及临床意义。

【基本内容及学习要点】

一、纵隔的境界位置与分区（图5-1）

纵隔 mediastinum 是左、右纵隔胸膜之间的器官、结构和结缔组织的总称。位于胸腔正中偏左，呈矢状。

四分法 最常用，以胸骨角至第 4 胸椎体下缘的平面为界，将纵隔分为上纵隔和下纵隔。下纵隔又以心包的前、后壁为界分为前、中、后纵隔。

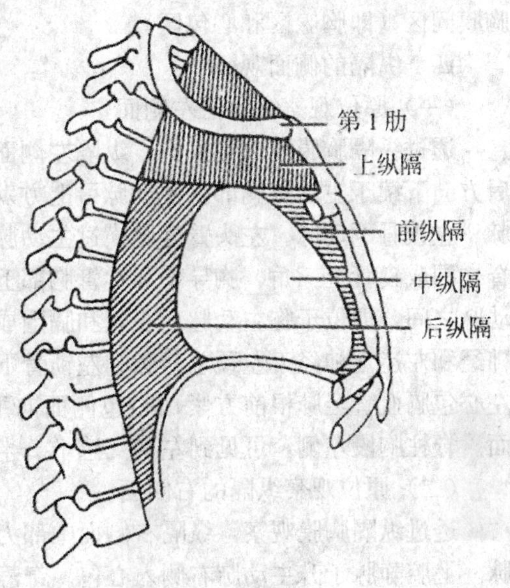

图 5-1　纵隔的分区

二、纵隔的整体观

1. 左侧面观　中部有左肺根，其前下方为心包形成的隆凸，前方有膈神经和心包膈血管下行；后方有胸主动脉、左迷走神经，左交感干及内脏大神经下行；上方为主动脉弓及其分支左颈总动脉和左锁骨下动脉。食管上三角由左锁骨下动脉、主动脉弓与脊柱围成的，内有胸导管和食管胸段的上份；食管下三角由胸主动脉、心包和膈围成，内有食管胸段的下份（见彩图 5）。

2. 右侧面观　纵隔右侧面中部为右肺根，其前下方有心包形成的隆凸；前方有右膈神经和心包膈血管；后方有奇静脉、食管、右迷走神经和右交感干；上方有右头臂静脉、奇静脉弓、上腔静脉、气管和食管。

三、纵隔的层次

（一）上纵隔的层次结构

由前向后可分为三层：前层（胸腺-静脉层）主要有胸腺，左、右头臂静脉和上腔静脉；中层（动脉层）有主动脉弓及其三大分支、膈神经和迷走神经；后层有食管、气管、胸导管和左喉返神经等。动脉导管三角 ductus arteriosus triangle 前界为左膈神经，后界为左迷走神经，下界为左肺动脉。三角内有动脉韧带、左喉返神经和心浅丛。该三角是临床手术寻找动脉导管的标志。

（二）下纵隔的层次结构

1. 前纵隔 anterior mediastinum　为位于心包前壁与胸骨体之间的窄隙，内有胸膜囊前部、胸腺或胸腺遗迹下部、纵隔前淋巴结、疏松结缔组织以及胸骨心包韧带。

2. 中纵隔 middle mediastinum　是以心包前、后壁为界的区域，内含心、心包、出入心的大血管根部、膈神经、心包膈血管、奇静脉弓、心神经丛及淋巴结等。心包腔在某些部位形成隐窝，即心包窦（心包横窦、斜窦和前下窦）。

3. 后纵隔 posterior mediastinum 是指位于胸骨角平面以下、膈以上、心包后壁与下部胸椎之间的部分。在后纵隔内，上、下纵行排列的器官有食管、胸导管、胸主动脉、奇静脉、半奇静脉、副半奇静脉、迷走神经，内脏大、小神经，胸交感干以及纵隔后淋巴结。横行排列的结构有肋间后动、静脉。

【解剖操作及观察要点】

一、标本体位　遗体标本取仰卧位。

二、观察纵隔的位置与境界　将肺取出，从前面和两侧面观察纵隔，查证纵隔的前界为胸骨和肋软骨内侧部，后界为脊柱胸段、两侧界为纵隔胸膜，上界为胸廓上口，下界为膈。

三、纵隔的前面观　纵隔从前面观可见其位置明显偏左，上窄下宽，其上部可见到胸腺或其退化残余结构，下部可见到部分心包。胸膜前界于前方掩盖部分纵隔并形成上、下两个胸膜间区（即胸腺区和心包区）。

四、纵隔的侧面观

（一）原位观察纵隔的左侧面

透过纵隔胸膜可以观察到，纵隔左侧面中部为左肺根，主动脉弓跨过左肺根上方于肺根后方向下续于主动脉胸部。主动脉弓上方发出三大分支，从右向左依次为头臂干、左颈总动脉、左锁骨下动脉。左头臂静脉横过主动脉弓三大分支的前方。左锁骨下动脉、主动脉弓与脊柱围成食管上三角，胸导管和食管胸部上段位于此三角内，食管下份在心包下半部和胸主动脉之间，即位于胸主动脉、心包和膈围成的食管下三角内。肺根前下方为心包隆凸。左膈神经和左迷走神经于左颈总动脉和左锁骨下动脉间下行，越过主动脉弓的前方，左膈神经与左心包膈血管经肺根前方紧贴心包侧面向下至膈，左迷走神经于左肺根后方下行达食管前面。脊柱胸段左侧，可见到左胸交感干、半奇静脉和副半奇静脉。

（二）原位观察纵隔的右侧面

透过纵隔胸膜观察，纵隔右侧面中部为右肺根，肺根上方为奇静脉弓，向前注入上腔静脉。上腔静脉于升主动脉右侧入心包。奇静脉弓的上方可见到气管及其后方的食管和右侧的头臂静脉与上腔静脉。右膈神经和心包膈血管贴上腔静脉和心包右侧面，经右肺根前方下行至膈，右迷走神经贴气管右侧经肺根后方降至食管后方。右肺根的前下方有心包隆凸，下方有下腔静脉末端，后方有奇静脉。奇静脉右侧心包后方有食管胸部的下段。右侧胸交感干位于脊柱胸段的右侧。

五、剖查上纵隔前部结构

（一）胸腺的解剖观察

在上纵隔最前方的上胸膜间区内查看胸腺的大小及分叶情况。儿童胸腺发达，成年后胸腺退化，可在脂肪组织中寻找残余胸腺，从下端向上沿心包及左头臂静脉的前面翻起，依下述方法观察深面的血管。

（二）剖查头臂静脉和上腔静脉

用镊子清除静脉表面的结缔组织，观察颈内静脉和锁骨下静脉在胸锁关节后方汇合为头臂静脉，观察左、右头臂静脉及其属支甲状腺下静脉、椎静脉、胸廓内静脉、最上肋间静脉等；修洁左、右头臂静脉至右侧第1胸肋结合处的后方，两者于此汇合成上腔静脉。在纵隔右侧可见奇静脉弓跨右肺根上方向前注入上腔静脉后壁。上腔静脉下段走行于心包腔内，留待以后观察。

（三）剖查主动脉弓及其三大分支

游离并将左头臂静脉中部切断，翻向两侧。依次修洁主动脉升部的心包外段，以及主动脉弓和弓上发出的三大分支：头臂干、左颈总动脉和左锁骨下动脉；观察主动脉弓的毗邻；追踪主动脉弓至第4胸椎体左侧移行为主动脉胸部。清理主动脉弓时，注意勿损伤位于其左前下方的左膈神经和左迷走神经。清理三大分支时，宜采用纵行分离，以防切断行于其间的神经；清理头臂干上端，可见其在右胸锁关节水平分为右颈总动脉和右锁骨下动脉。

（四）剖查膈神经和心包膈动脉

透过纵隔胸膜查看膈神经及心包膈血管，在右侧沿上腔静脉和右肺根前方，左侧在左颈总动脉和左锁骨下动脉之间及左肺根前方，纵行切开纵隔胸膜分别寻找右、左膈神经和与之伴行的心包膈血管。追踪膈神经向上至胸廓上口，向下追踪至膈，清理追踪心包膈动脉及其分支。分支细小，稍微分离看到即可，不必细究。

（五）剖查迷走神经及其分支

左、右迷走神经行程不同，需分别追踪观察。

1. 左迷走神经　自颈根部向下追查左迷走神经，左迷走神经在左颈总动脉和左锁骨下动脉间下降，于主动脉弓下缘发出左喉返神经，追踪可见其经动脉韧带的左后方勾绕主动脉弓后向上行于食管气管旁沟内。追踪左迷走神经干经左肺根的后方，下行至食管左前方，沿途分支：支气管支至肺根，参与左肺前、后丛；胸心支至主动脉弓后方；食管支至食管前面参与食管丛的构成。神经丛待后剖查。

2. 右迷走神经　在右锁骨下动脉、静脉间分离出右迷走神经，在右锁骨下动脉前方或下缘处，寻找右喉返神经，观察其勾绕该动脉的情况，向上追查至颈根部。继续向下追踪迷走神经干观察其向下位于气管的右侧，右头臂静脉和上腔静脉的后内侧下行，并沿奇静脉内侧，经右肺根后方降至食管右后方；略查右迷走神经沿途分支参与形成右肺前、后丛和心丛；食管支至食管后面参与食管丛的组成。

（六）肺动脉的解剖观察

心包内肺动脉干缓查，在主动脉弓下方追踪观察肺动脉干分为左、右肺动脉；追踪观察右肺动脉发出后，经升主动脉和上腔静脉后方横行向右达右肺门处入肺。左肺动脉直接达左肺门入肺。

（七）剖查心浅丛

在主动脉弓与肺动脉分叉之间，用镊子仔细摘除脂肪，可见相互交织的细小神经纤维，即心浅丛，稍事分离观察即可。

（八）剖查动脉韧带和动脉导管三角

在主动脉弓下方，左喉返神经内侧，用镊子钝性分离结缔组织，即可见主动脉弓下缘与左肺动脉起始部之间，有一条较坚韧的结缔组织索，即动脉韧带（动脉导管）。观察动脉导管三角的构成，前界为左膈神经，后界为左迷走神经，下界为左肺动脉，查证动脉导管三角的内容：动脉韧带（成人）或动脉导管（小儿），心浅丛、左喉返神经。

（九）观察气管和左、右主支气管（此步骤在此不容易操作可待后观察）

将头臂干和左颈总动脉分别拉向两侧，显露并修洁气管胸部，可见其于胸骨角平面分叉成为左、右主支气管。观察气管的位置和毗邻，气管杈的形态及左、右主支气管形态的差异。沿气管两侧及气管杈上、下方和支气管周围有气管旁淋巴结和气管、支气管淋巴结，观察后可予以剔除。气管前方毗邻胸腺、左头臂静脉、心丛、主动脉弓及其分支；后方有食管；右前方邻近右头臂静脉和上腔静脉；左后方有左喉返神经；右侧有右迷走神经和奇静脉弓；左侧有左迷走神经和左锁骨下动脉。

六、中纵隔的解剖观察

（一）心包的原位观察

复习胸膜前返折线，用镊子轻轻剔除心包表面的结缔组织，观察心包的形态和毗邻以及心包向上、下延续的情况，心包上端与出入心的大血管根部的血管外膜相移行，下端与膈愈着。心包前壁隔胸膜和肺与胸骨和第 2～6 肋软骨相邻，但在第 4～6 肋软骨高度因胸膜前界形成下胸膜间区，在此三角区，心包前壁与左侧第 4～6 肋软骨前部、第 4～5 肋间隙及肋骨左半下部直接贴邻，又称为心包裸区。复查心包两侧的膈神经和心包膈血管自上而下行于心包和纵隔胸膜之间；心包下面邻膈，并有下腔静脉穿入；上方连有升主动脉、肺动脉干和上腔静脉。心包的后面有主支气管、食管、胸导管、胸主动脉、奇静脉和半奇静脉（心包后面的毗邻留待后查）。

（二）探查心包腔

1. 打开心包腔　用镊子轻轻提起心包前壁，沿左、右膈神经前方，纵行切开心包至膈的上方，再于膈上方 1cm 处、两纵切口的下端做一横切口，切口近似"⊔"，打开心包腔。

2. 探查心包腔　掀起心包前壁，显露心包腔，探查浆膜心包脏、壁两层的配布及两者的返折连续情况。心包腔内可积有胶冻样物质，为心包液沉积凝结所致，清洁干净。

3. 探查心包窦　将一手示指从升主动脉与上腔静脉之间向左后方探入，经肺动脉和左心房之间探出，示指通过和所占据的区域即为心包横窦。将心尖轻轻向右上方提起，用另一只手从心膈面的下方伸至左心房后方，可以探明由心包脏、壁层之间及其折返所形成的盲腔，即心包斜窦，它介于左心房后壁、左右肺静脉、下腔静脉与心包后壁之间。查看浆膜心包的前壁移行于下壁的折返处即为心包前下窦。

（三）观察出入心的大血管

掀起心包前壁，在心的上方，观察从右向左排列的上腔静脉、升主动脉和肺动脉干。将心轻轻提起，在心的右下方观察下腔静脉穿心包注入右心房及左、右肺上、下静脉自两侧注入左心房的情况。

（四）原位观察心

心外形似倒置的圆锥体，心尖朝向左前下，平对第 5 肋间隙锁骨中线内侧 1～2 cm，心底朝向右后上，与食管、胸主动脉和奇静脉相邻，胸肋面可见冠状沟和前室间沟，此面与胸骨下部和第 2～6 肋软骨相邻，膈面向下与膈相邻。观察冠状动脉及其分支、冠状窦及其属支。观察后，将胸前壁复回原位，验证心界及体表投影。

七、剖查后纵隔和上纵隔后部结构

（一）分离心包

用手将心尖向右上方提起，沿膈的上方小心切断下腔静脉；从侧面向前钝性剥离心包后壁，使其与后面的结构分开，沿膈的上方切断心包后壁下部。将心连同心包一起翻向前上，即可显露后纵隔心包后面的结构。

（二）观察心深丛

将心及心包、大血管推向左侧，沿右主支气管追踪到气管叉处，在气管叉前方，用镊子尖轻轻分离并剔除脂肪，可见许多细小的神经纤维交织成丛，即心深丛。此处可以继续观察支气管、气管叉及其周围的淋巴结等。

（三）剖查胸主动脉及其分支

在纵隔左侧面自第 4 胸椎下缘胸主动脉起始处向下修洁至胸主动脉至其穿膈主动脉裂孔处；观察主动脉胸部自第 4 胸椎下缘左侧接续主动脉弓，向下渐向右前移行，约于第 9 胸椎前方与食管交叉，继续向下经食管后方下行至第 12 胸椎高度穿膈的主动脉裂孔入腹腔。向右前推移胸主动脉，稍稍提起胸主动脉，即可观察胸主动脉的分支：①肋间后动脉：通常 9 对，沿下 9 对肋间隙走行。在其后壁分离出 2～3 条即可，向两侧修洁清理至肋角附近，与从肋间隙后部解剖出的一段相衔接；②食管动脉，找出 1～2 支即可；③支气管动脉：每侧 1～

2支，由胸主动脉起始部发出，寻认之。

（四）剖查食管和迷走神经前、后干

左、右两侧分别观察，分别将气管和主支气管推向一侧，即可见食管上段前面，清理残余的结缔组织，注意观察其两侧紧贴纵隔胸膜。在右肺根下方，纵隔胸膜凸向食管后方，形成食管后隐窝。在左侧，食管上三角内还与胸导管相毗邻。复查气管食管旁沟内的左喉返神经；翻起心包，观察食管下段，在其前、后面清理食管前、后丛及由丛向下汇成的迷走神经前、后干；验证食管与胸膜、气管、左主气管、主动脉胸部、心包和心的毗邻关系。

（五）剖查胸导管

在纵隔右侧面下部，将食管拉向左上方，用镊子纵向沿奇静脉和胸主动脉之间寻找管壁菲薄的胸导管下段，轻轻清理其周围的结缔组织，向上追踪其走行，查证其毗邻关系；注意在第4、5胸椎高度，胸导管由食管胸部后方从右斜向左侧，继而沿食管胸部左缘与左侧纵隔胸膜之间上行至颈根部经颈动脉鞘后方呈弓状转向前下注入左侧静脉角。

（六）观察奇静脉、半奇静脉、副半奇静脉

先在纵隔右侧面，先将食管推向左侧，修洁位于脊柱右前方的奇静脉，向上追踪，复查奇静脉在第4胸椎处折向前形成奇静脉弓，跨过右肺根上方注入上腔静脉。观察其沿途收集右肋间后静脉、食管静脉和半奇静脉等属支；再于纵隔左侧面将食管推向右侧，寻找辨别半奇静脉和副半奇静脉，观察半奇静脉在第8胸椎高度向右汇入奇静脉。半奇静脉收集左下部肋间后静脉和副半奇静脉，副半奇静脉收集左上部肋间后静脉。

（七）解剖观察胸交感干及其分支

揭除脊柱两旁残余的肋胸膜，显露细长链状的胸交感干，用镊子尖拨开其周围的结缔组织，可见神经干上膨大的神经节，观察其位置和组成，寻认由穿经第6～9胸交感节的节前纤维组成的内脏大神经和由穿经第10～12胸交感节的节前纤维组成的内脏小神经，其走行及穿膈的位置不易显露。

八、结束实验

纵隔内结构多、位置关系复杂，对照教科书相关内容认真复习总结本次解剖出的结构，然后将各部器官结构按原位复位，结束本次实验。

【临床联系】

1. 心包　心包对心具有保护作用，正常能防止心腔过度扩张，以保持血容量恒定。纤维心包伸缩性甚小，若心包腔内大量积液时，不易向外扩张，以致压迫心，限制其舒张，影响静脉血回流。另外，心包炎症时，不但可引起胸骨后疼痛，而且由于心包渗出可产生摩擦音；纤维性分泌物粘连后，可使心包贴附于心，影响心的舒张与收缩活动，称为狭窄性心包炎。

2. 食管癌根治术　食管左侧只有在食管上、下三角处与纵隔胸膜相贴，右侧除奇静脉弓处外全部与纵隔胸膜相贴，右侧纵隔胸膜在肺根以下常突入食管与奇静脉和胸导管之间，形成食管后隐窝，故食管下段手术时可能破入右侧胸膜腔导致气胸。在食管上三角分离食管时，由于胸导管位于食管后外侧，易造成此段胸导管破裂，形成左侧乳糜胸，手术中要注意气管膜部是否被肿瘤细胞浸润，尽可能避免损伤气管膜部；左迷走神经跨越主动脉弓时发出的左喉返神经勾绕主动脉弓后向上走行于左侧的食管气管旁沟内，应注意保护喉返神经免受损伤。在食管下三角处，胸导管位于食管右侧，手术中游离食管下段，容易损伤下段胸导管，导致右侧乳糜胸。

【思考题】

1. 名词解释：(1) 纵隔；(2) 食管上三角；(3) 动脉导管三角。

2 简答题

(1) 简述上纵隔诸结构的层次排列。

(2) 纵隔左、右侧面观有何异同？

(3) 后纵隔的主要结构有哪些？

(柳新平　秦燕霞)

第六章　腹部

概　述

一、境界与分区

临床上常用九分法将腹部分为九个区：上方的腹上区和左、右季肋区，中部的脐区和左、右腰区（外侧区），下方的腹下区和左、右腹股沟区（髂区）。

二、表面解剖

体表标志有：耻骨联合、耻骨结节、髂嵴、髂前上棘、髂结节、髂后上棘、脐和半月线等。

第一节　腹前外侧壁的解剖

【目的要求】

1. 掌握腹前外侧壁的层次、结构特点及其临床意义。
2. 掌握腹股沟管的位置、构成、内容和临床意义。
3. 掌握腹股沟三角的构成及其临床意义。
4. 熟悉腹直肌鞘的构成。
5. 了解腹部的境界、分区和体表标志。
6. 了解白线的特点及临床意义。

【基本内容及学习要点】

一、层次

腹前外侧壁由浅入深包括皮肤、浅筋膜、肌层、腹横筋膜、腹膜外组织和壁腹膜六层。

（一）皮肤　薄而富有弹性。

（二）浅筋膜　脐平面以下分浅、深两层：浅层为 Camper 筋膜（脂肪层）；深层为 Scarpa 筋膜（膜性层）。

1. 浅动脉　腹壁下半部有两条较重要的浅动脉：腹壁浅动脉和旋髂浅动脉，均起自股动脉。

2. 浅静脉

（1）脐以上的浅静脉经胸腹壁静脉注入腋静脉，最终经上腔静脉回流。

（2）脐以下的浅静脉经腹壁浅静脉和旋髂浅静脉注入大隐静脉，最终经下腔静脉回流。

（3）脐周静脉网借附脐静脉与肝门静脉沟通。

以上浅静脉吻合丰富，构成了肝门静脉系统与上、下腔静脉系统间的联系。肝门静脉压增高时，脐周静脉网曲张，形成“海蛇头”征。

3. 浅淋巴管　脐以上注入腋淋巴结，脐以下注入腹股沟浅淋巴结。

（三）肌层

1. 腹直肌　被 3～5 个腱划分成多个肌腹，被腹直肌鞘包裹。腱划与腹直肌鞘前层紧密愈合，与腹直肌鞘后层无愈合。

2. 腹外斜肌　参与形成的结构：腹直肌鞘、腹股沟韧带 inguinal ligament、腹股沟管浅环（皮下环）、腔隙韧带 lacunar ligament、耻骨梳韧带和反转韧带等。

3. 腹内斜肌和腹横肌　二者共同参与形成的结构：腹股沟镰 inguinal falx（联合腱）、提睾肌和腹直肌鞘等。

（四）腹横筋膜 transverse fascia　在腹股沟韧带中点上 1.5cm 处漏斗状突出形成腹股沟管深环（腹环），延续为精索内筋膜。

（五）腹膜外组织（腹膜外脂肪）　向后与腹膜后隙的组织延续。临床上，泌尿外科和妇产科的腹膜外手术可在此层做钝性分离，避免打开腹膜腔。

（六）壁腹膜　在腹前壁内面脐以下形成 5 条皱襞、3 对隐窝：

1. 脐正中襞　一条，内有脐尿管索。

2. 脐内侧襞　一对，内有脐动脉索。

3. 脐外侧襞　一对，内有腹壁下血管。

4. 膀胱上窝

5. 腹股沟内侧窝　正对腹股沟三角和腹股沟管浅环。

6. 腹股沟外侧窝　正对腹股沟管深环。

（七）腹前外侧壁深层的血管和神经

1. 血管

（1）下 5 对肋间后动脉、肋下动脉。

（2）腹壁上动脉 superior epigastric artery。

（3）腹壁下动脉 inferior epigastric artery。

（4）旋髂深动脉 deep circumflex iliac artery。

2. 神经

（1）第 7～12 胸神经前支。

（2）髂腹下神经。

（3）髂腹股沟神经。

（4）生殖股神经。

二、局部结构

（一）腹直肌鞘 sheath of rectus abdominis

分前、后两层。前层由腹外斜肌的腱膜和腹内斜肌腱膜的前层组成，后层由腹内斜肌腱膜的后层和腹横肌腱膜组成。在脐下 4～5 cm处，腹内斜肌腱膜和腹横肌腱膜转向腹直肌的前方参与构成腹直肌鞘前层，故后层的下缘呈一凹向下的弓状游离缘，称弓状线（半环线）。两层在腹直肌的外缘愈着，形成半月线。

（二）白线和脐环

1. 白线 linea alba　由腹前外侧壁三层扁肌的腱膜在腹前正中线互相交织而成。上宽下窄，坚韧而少血管。

2. 脐环 umbilical ring　约位于腹白线的中点，是胎儿时期脐血管通过处。是腹前壁的薄弱区，临床上此区可发生脐疝。

（三）腹股沟管 inguinal canal

1. 位置　位于腹股沟韧带内侧半上方约 1.5 cm处，由肌与筋膜形成的潜在性裂隙，长约 4～5 cm，与腹股沟韧带平行。

2. 内容　精索（男性）或子宫圆韧带（女性）。

3. 构成　包括两口四壁

内口——深环（腹环）

外口——浅环（皮下环）

前壁——腹外斜肌腱膜、腹内斜肌下部的肌纤维

后壁——腹横筋膜、联合腱和反转韧带

上壁——腹内斜肌和腹横肌的游离下缘

下壁——腹股沟韧带

4. 临床意义　是腹前外侧壁的重要薄弱部位，好发腹股沟疝。

（四）腹股沟三角 inguinal triangle　又称 Hesselbach 三角。

1. 构成　由腹直肌外侧缘、腹股沟韧带和腹壁下动脉围成。

2. 临床意义　是腹前外侧壁的薄弱部位之一，在此处会出现腹股沟直疝。

【解剖操作及观察要点】

一、摸认体表标志

尸体仰卧位。沿腹壁上界摸认剑突和肋弓；沿腹壁下界摸认耻骨联合上缘、耻骨结节、髂嵴、髂前上棘等骨性体表标志。

二、切皮、翻皮片（图 6－1）

1. 自剑突沿正中线向下绕脐至耻骨联合上缘作纵切口。

2. 自剑突沿肋弓向外下切至腋中线。

3. 自耻骨联合上缘沿腹股沟向外上切至髂前上棘。

4. 从前正中线上、下两端的皮瓣夹角处向两侧剥离皮肤，注意保留浅筋膜。

三、层次解剖与观察

（一）解剖浅筋膜及浅血管神经

1. 剖查浅血管　沿股前区已部分剖出起于股动脉的旋髂浅动脉和腹壁浅动脉，继续向腹壁追踪这两条动脉，前者沿腹股沟韧带斜向外上分布于髂前上棘附近，后者向内上方越过腹股沟韧带走向脐区，二者均有同名静脉伴行，静脉管腔内多有凝血。观察位于脐周的静脉为脐周静脉网，它向外上汇合成胸腹壁静脉，向下与腹壁浅静脉连接。

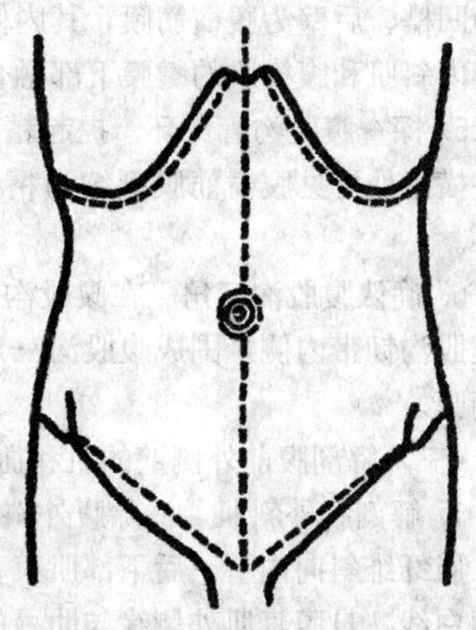

图 6－1　腹部皮肤切口

2. 辨认 Camper 筋膜和 Scarpa 筋膜　于髂前上棘平面将浅筋膜水平切开约 10 cm（不可过深，避免切开腹外斜肌腱膜），在切口处用刀柄钝性分离浅筋膜，辨认其层次：浅层富含脂肪，即 Camper 筋膜；深层为一层弹性纤维膜，即 Scarpa 筋膜。将手指伸入 Scarpa 筋膜与腹外斜肌腱膜之间探查 Scarpa 筋膜深侧的间隙，并慢慢向内侧、下方推进。手指向内侧探至白线受阻，向下探至腹股沟韧带下约 1.5 cm

处受阻（股部已解剖的，则无）。若男性尸体，手指向内下可经耻骨结节与耻骨联合之间探至阴囊肉膜深面。理解浅筋膜膜性层的愈着与交通情况。

3. 剖查皮神经　去除浅筋膜，在前正中线两侧剖出 2～3 支肋间神经的前皮支，在腋中线的延长线上剖出 2～3 支肋间神经的外侧皮支。上述皮神经均有血管伴行，比较细小，可不必过分费时寻找。在耻骨联合的外上方找出髂腹下神经的皮支。

（四）清除浅筋膜，暴露腹外斜肌及其腱膜　注意清理耻骨结节附近的浅筋膜时要特别小心，不要破坏腹股沟管浅环和由浅环穿出的髂腹股沟神经终支、精索或子宫圆韧带（此处可暂不细剖）。

（二）解剖腹股沟区

1. 观察腹外斜肌及其腱膜　剔除的深筋膜修洁肌表面，显露腹外斜肌肌纤维。观察肌的起始部位、肌纤维方向，肌纤维与腱膜的移行、终止情况；修洁腹外斜肌腱膜下部，确认腹股沟韧带。在耻骨结节外上方找到精索（或子宫圆韧带），在此处腹外斜肌腱膜分开，形成腹股沟管浅环的内、外侧脚，用刀柄钝性游离精索，观察腹股沟管浅环。其内侧脚附着于耻骨联合，外侧脚附着于耻骨结节。二脚之间横行的纤维称脚间纤维。提起精索，在其后方观察浅环外侧脚的纤维形成的反转韧带。

2. 解剖腹股沟管前壁　用镊子提起腹外斜肌腱膜，由髂前上棘至腹直肌外侧缘作一水平切口，再沿腹直肌鞘外侧缘向内下至浅环内侧脚的内侧切开腹外斜肌腱膜，将其翻向外下方（注意不要破坏浅环，保留其完整性），这样就打开了腹股沟管前壁的大部，显露管内的精索（或子宫圆韧带）。注意观察腹股沟管位于腹股沟韧带内侧半上方的凹槽内，精索外侧端的前面由腹内斜肌覆盖。腹内斜肌的下部与腹外斜肌腱膜共同构成腹股沟管前壁。

3. 解剖腹股沟管上壁　在精索的上方、前外侧寻找位于腹外斜肌腱膜深面的髂腹下神经和髂腹股沟神经，保留下来。髂腹股沟神经伴精索出腹股沟管浅环。观察起于腹股沟韧带外侧 1/2 或 1/3 的腹内斜肌和腹横肌下部纤维，其下缘呈弓状越过精索（或子宫圆韧带）走向内侧。位于精索上方的腹内斜肌和腹横肌的弓形下缘，即腹股沟管上壁，再仔细辨认此二肌分出的提睾肌，较菲薄，随精索下行。

4. 解剖腹股沟管下壁和后壁　提起精索，观察腹股沟管下壁由腹股沟韧带卷曲形成向上的凹槽。后壁为腹横筋膜，其内侧部有腹股沟镰和反转韧带加强。腹股沟镰又称联合腱，为腹内斜肌和腹横肌的腱膜下部融合而成，向内下经精索后方附着于耻骨结节附近。

5. 探查腹股沟管深环　提起精索，向外上方牵拉腹内斜肌下缘，在腹股沟韧带中点上方一横指处可见腹横筋膜延续为精索内筋膜，在此围绕精索形成一圆形凹陷，即腹股沟管深环。

6. 确认腹股沟三角　在腹股沟管深环的内侧找到腹壁下动脉，该动脉与腹直肌外侧缘和腹股沟韧带内侧半围成腹股沟三角。此三角区浅层为腹外斜肌腱膜，深层为腹股沟镰和腹横筋膜。

（三）解剖腹前外侧壁的肌和血管、神经

1. 解剖腹外斜肌　清除腹外斜肌表面的深筋膜，复查该肌以 8 个肌齿起于下 8 肋的外面，肌纤维斜向内下，后下部肌束止于髂嵴，余者肌束向内下移行为腱膜参与构成腹直肌鞘和腹白线。自腹直肌外侧缘与肋弓的交点，沿肋弓向外侧切开腹外斜肌至腋中线，再沿腋中线向下切至髂嵴，再循髂嵴切至髂前上棘（前面已作一经髂前上棘的水平切口），注意，不要将其深面的腹内斜肌同时切开。将腹外斜肌与其深面的腹内斜肌钝性分离并向内翻至腹直肌的外侧缘，暴露腹内斜肌并观察。

2. 解剖腹内斜肌，暴露腹横肌　观察腹内斜肌的肌纤维自外下向内上呈扇形散开，肌的后部几乎垂直向上止于下 3 位肋，余者在腹直肌外侧缘移行为腱膜。观察后沿上述腹外斜肌的切口切开腹内斜肌，也将其翻向内侧至腹直肌的外侧缘，暴露腹横肌观察。腹内斜肌与腹横肌结合牢固，不易分开，须仔细分离。两层肌之间有第 7～11 肋间神经、肋下神经及其伴行的血管经过，分离时尽可能不损伤血管神经，将它们保留在腹横肌表面。观察它们的走向及节段性分布情况。同时，观察腹横肌，肌纤维横行向内侧，至腹直肌外侧缘附近移行为腱膜。

（四）解剖腹直肌

1. 解剖腹直肌鞘　在白线稍外侧一横指处纵向切开腹直肌鞘前层，切口上端平剑突尖，下端平髂前上棘。在此纵切口的上、下端向外横切腹直肌鞘前层至腹直肌的外侧缘，将腹直肌鞘前层向外翻至腹直肌的外侧缘。注意，腹直肌鞘的前层与腹直肌腱划结合紧密须用刀尖仔细剥离。

2. 观察弓状线及腹壁上、下血管　钝性游离腹直肌的内侧缘，从腹直肌的内侧缘将腹直肌向外牵拉暴露腹直肌鞘的后层，在鞘的后层与腹直肌之间找到腹壁上、下血管，观察其吻合。在脐下 4～5 cm处，仔细辨认弓状线，在弓状线以下，腹直肌与腹横筋膜直接相贴。

【临床联系】

1. 与疝形成、鉴别有关的解剖学基础　腹股沟区是腹壁的薄弱区，原因在于：①腹外斜肌在此移行为较薄的腱膜，并在其下方形成一裂口（浅环）；②腹内斜肌和腹横肌的下缘未达到腹股沟韧带的内侧部，因而该部没有肌肉覆盖；③有精索或子宫圆韧带通过腹股沟管而形成潜在的裂隙；④人体站立时，腹股沟区所承受的腹内压力比平卧时约高三倍。由于以上解剖、生理特点，故在此区腹腔内脏器易突出腹壁形成疝。腹股沟斜疝是指脏器由深环入腹股沟管，再经浅环突出；腹股沟直疝则是指脏器不通过深环，而是在腹股沟三角区域由腹股沟管后壁直接入腹股沟管，再由浅环突出。做疝修补术时，斜疝和直疝的区别标志是腹壁下动脉，前者是内容物自动脉外侧疝出，后者则是内容物在动脉内侧疝出。从年龄上来看，斜疝多见于青年人，直疝多见于老年人。

2. 睾丸下降与腹股沟疝的关系　胚胎早期睾丸位于脊柱两侧，在腹后壁的壁腹膜之外，逐渐向下移动。在胚胎三个月时睾丸移动到髂窝内，七个月时接近腹股沟管深环处。此前，由腹膜形成的鞘突，随着睾丸引带行径通过腹股沟管。于出生前约一个月，左、右睾丸在深环处沿腹膜鞘突进入腹股沟管，一般出生前降入阴囊内。如果生后睾丸仍停留在腹后壁或腹股沟处，即为隐睾。正常情况下，睾丸降入阴囊后，鞘突除包裹睾丸部分形成睾丸固有鞘膜外，其他部分完全闭锁形成鞘韧带。如果腹膜鞘突未闭，仍呈长袋状与腹膜腔相通，则可形成先天性腹股沟斜疝或交通性鞘膜积液。由于右侧睾丸下降迟于左侧，鞘突闭合的时间也较晚，故右侧斜疝多于左侧。

【思考题】

1. 名词解释：（1）Camper 筋膜和 Scarpa 筋膜；（2）白线；（3）腹股沟三角

2. 简答题

（1）腹壁正中切口、旁正中切口、右下腹斜切口各要切开哪些层次到达腹膜腔？

（2）试述腹股沟管的位置、构成和内容。

（3）根据所学的解剖学知识，如何辨别腹股沟斜疝和直疝？

第二节　腹膜和腹膜腔的解剖

【目的要求】

1. 掌握腹膜和腹膜腔的概念。

2. 掌握腹腔器官与腹膜的关系及临床意义。

3. 熟悉腹膜形成的网膜、系膜、韧带和陷凹。

4. 熟悉腹膜腔的分区，及各区相互间的交通关系。

5. 熟悉网膜囊、网膜孔的位置和境界。

6. 熟悉腹前壁下部的腹膜皱襞和隐窝。

7. 了解腹后壁的腹膜隐窝。

【基本内容及学习要点】

一、腹膜 Peritoneum 和腹膜腔 Peritoneal cavity 的概念

腹膜为覆盖于腹、盆壁内面和腹、盆腔脏器表面的一层薄而光滑的浆膜，由间皮和少量结缔组织构成，呈半透明状。可分为壁腹膜或腹膜壁层及脏腹膜或腹膜脏层。

壁腹膜和脏腹膜互相延续、移行，共同围成不规则的潜在性腔隙，称为腹膜腔，腔内仅有少量浆液。男性腹膜腔为一封闭的腔隙；女性腹膜腔则藉输卵管腹腔口，经输卵管、子宫、阴道与外界相通。

腹膜腔是套在腹腔内，腹、盆腔脏器均位于腹腔之内、腹膜腔之外。临床应用时，对腹膜腔和腹腔的区分常常并不严格，但有的手术（如对肾和膀胱的手术）常在腹膜外进行，并不需要通过腹膜腔，因此手术者应对两腔有明确的概念。

腹膜具有分泌、吸收、保护、支持、修复等功能。

二、腹膜与腹盆腔脏器的关系

根据脏器被腹膜覆盖的范围大小，可将腹、盆腔脏器分为三类：

1. 腹膜内位器官　表面几乎都被腹膜所覆盖的器官为腹膜内位器官，有胃、十二指肠上部、空肠、回肠、盲肠、阑尾、横结肠、乙状结肠、脾、卵巢和输卵管。

2. 腹膜间位器官　表面大部分被腹膜覆盖的器官为腹膜间位器官，有肝、胆囊、升结肠、降结肠、子宫、充盈的膀胱和直肠上段。

3. 腹膜外位器官　仅一面被腹膜覆盖的器官为腹膜外位器官，有肾、肾上腺、输尿管，十二指肠降部、水平部和升部，直肠中、下段，胰及空虚的膀胱。这些器官大多位于腹膜后间隙，临床上又称腹膜后位器官。

三、腹膜形成的结构

（一）网膜

1. 小网膜 lesser omentum 是由肝门向下移行于胃小弯和十二指肠上部的双层腹膜结构。包括两部分：①肝胃韧带；②肝十二指肠韧带。

2. 大网膜 greater omentum 由四层腹膜构成。其中连于胃大弯和横结肠之间的大网膜前两层形成胃结肠韧带。在大网膜前两层和后两层之间，胃大弯下约 1cm 处有胃网膜左、右血管。

3. 网膜囊和网膜孔

（1）网膜囊 omental bursa：是小网膜和胃后壁与腹后壁的腹膜之间的一个扁窄间隙，

为腹膜腔的一部分。网膜囊的前壁为小网膜、胃后壁的腹膜和胃结肠韧带；后壁为横结肠及其系膜以及覆盖在胰、左肾、左肾上腺等处的腹膜；上壁为肝尾叶和膈下方的腹膜；下壁为大网膜前、后层的愈着处。网膜囊的左侧为脾、胃脾韧带和脾肾韧带；右侧藉网膜孔通腹膜腔的其余部分。

(2) 网膜孔 omental foramen（Winslow 孔）：高度约在第 12 胸椎至第 2 腰椎体的前方，成人可容 1～2 指通过。其上界为肝尾叶，下界为十二指肠上部，前界为肝十二指肠韧带，后界为覆盖在下腔静脉表面的腹膜。

（二）系膜

1. 肠系膜 mesentery　是将空肠和回肠系连固定于腹后壁的双层腹膜结构，整体呈扇形，其附着于腹后壁的部分称为肠系膜根。肠系膜的两层腹膜间含有肠系膜上血管及其分支、淋巴管、淋巴结、神经丛和脂肪等。

2. 阑尾系膜 mesoappendix　呈三角形，将阑尾系连于肠系膜下方。阑尾的血管走行于系膜的游离缘。

3. 横结肠系膜 transverse mesocolon　是将横结肠系连于腹后壁的横位双层腹膜结构，系膜内含有中结肠血管及其分支、淋巴管、淋巴结和神经丛等。通常以横结肠系膜为标志将腹膜腔划分为结肠上区和结肠下区。

4. 乙状结肠系膜 sigmoid mesocolon　是将乙状结肠固定于左下腹的双层腹膜结构。系膜内含有乙状结肠血管、直肠上血管、淋巴管、淋巴结和神经丛等。

（三）韧带

1. 肝的韧带 ①肝胃韧带 hepatogastric ligament；②肝十二指肠韧带 hepatoduodenal ligament；③镰状韧带 falciform ligament：游离缘含有肝圆韧带，由于镰状韧带偏中线右侧，脐以上腹壁正中切口需向下延长时，应偏向中线左侧，以避免损伤肝圆韧带及伴其走行的附脐静脉；④冠状韧带：在冠状韧带左、右两端，前后两层彼此粘合增厚形成左、右三角韧带。

2. 脾的韧带　①胃脾韧带：是连于胃底和胃大弯上份与脾门之间的双层腹膜结构，内含胃短血管和胃网膜左血管及淋巴管、淋巴结等；②脾肾韧带：为脾门至左肾前面的双层腹膜结构，内含胰尾、脾血管以及淋巴、神经等；③膈脾韧带；④脾结肠韧带。

3. 胃的韧带　①肝胃韧带；②胃脾韧带；③胃结肠韧带 gastrocolic ligament。以上三者如前述；④胃膈韧带：胃贲门左侧和食管腹段连于膈下面的腹膜结构；⑤胃胰韧带。

（四）皱襞、隐窝和陷凹

1. 腹后壁的皱襞和隐窝　肝肾隐窝 hepatorenal recess：位于肝右叶与右肾之间，是人体仰卧位时腹膜腔的最低部位，腹膜腔内的液体易积存于此。其他常见的皱襞和隐窝有：十二指肠上襞、十二指肠上隐窝、十二指肠下襞、十二指肠下隐窝、盲肠后隐窝、乙状结肠间隐窝等。

2. 腹前壁的皱襞和隐窝　腹前壁内面有 5 条腹膜皱襞：脐正中襞、一对脐内侧襞、一对脐外侧襞。在腹股沟韧带上方，上述 5 条皱襞之间形成 3 对浅凹：膀胱上窝、腹股沟内侧窝和腹股沟外侧窝，如前述。

3. 腹膜陷凹　男性有直肠膀胱陷凹，女性有膀胱子宫陷凹和直肠子宫陷凹（又称 Douglas 腔，与阴道后穹之间仅隔以阴道后壁和腹膜）。站立或坐位时，男性的直肠膀胱陷凹和女性的直肠子宫陷凹是腹膜腔的最低部位。

四、腹膜腔的分区和间隙

腹膜腔借横结肠及其系膜分为结肠上区和结肠下区。

（一）结肠上区

结肠上区的膈下间隙 subphrenic space 以肝为界分为肝上间隙和肝下间隙。

1. 肝上间隙 suprahepatic space　此间隙借镰状韧带和左三角韧带分为右肝上间隙、左肝上前间隙和左肝上后间隙。

2. 肝下间隙　借肝圆韧带分为左肝下间隙和右肝下间隙，后者即肝肾隐窝。左肝下间隙以小网膜和胃分为前方的左肝下前间隙和后方的左肝下后间隙，后者即网膜囊。

3. 膈下腹膜外间隙 subphrenic extraperitoneal space　居膈与肝裸区之间。

膈下间隙的分区总结如下：

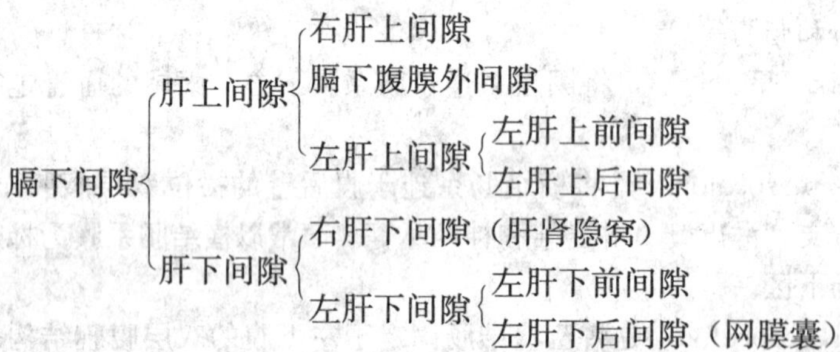

（二）结肠下区

结肠下区常以肠系膜根和升、降结肠为标志分为 4 个间隙。

1. 结肠旁沟 paracolic sulci

（1）右结肠旁沟：为升结肠与右腹侧壁之间的裂隙，向上直通肝肾隐窝，向下经右髂窝通盆腔。因此，胃后壁穿孔时，胃内容物可经网膜囊→网膜孔→肝肾隐窝→右结肠旁沟到达右髂窝，甚至盆腔；反之，阑尾的穿孔和脓肿，脓液可经右结肠旁沟到达肝肾隐窝，甚至形成膈下脓肿。

（2）左结肠旁沟：为降结肠与左腹侧壁之间的裂隙，由于膈结肠韧带的限制，不与结肠上区相通，但向下可通盆腔。

2. 肠系膜窦 mesenteric sinuses　位于肠系膜根与升、降结肠之间。

（1）右肠系膜窦：为肠系膜根与升结肠之间的三角形间隙，下方有回肠末端相隔。

（2）左肠系膜窦：为肠系膜根与降结肠之间的斜方形间隙，向下可通盆腔。

【解剖操作及观察要点】

一、打开腹膜腔

打开胸前壁，向下翻开。在膈的前缘，沿膈在胸骨与肋的附着处切断膈及膈下的壁腹膜，向两侧切至腋中线。将胸侧壁在腋中线的纵切口继续向下延伸切断腹横肌至髂前上棘。至此，胸壁及腹前外侧壁一同向下翻起，置于股前方。翻起时可见肝镰状韧带，自脐和腹前壁连于肝的膈面和肝门，可在靠近腹前壁处切断之，并剪断韧带游离下缘内的肝圆韧带。注意切腹壁时先将手指伸入腹膜腔内将壁腹膜与内脏分开，以防损坏内脏。

二、观察理解腹膜腔与腹腔的概念和境界

打开腹膜腔后，原位观察腹腔脏器的配布与位置。首先可见肝左叶、胃前壁及盖于肠袢表面的大网膜。肝下缘与右锁骨中线相交处可见胆囊底。将大网膜翻起，可见蟠曲的小肠袢，小肠袢周围有大肠围绕，即居于右髂窝的盲肠和阑尾、右侧的升结肠、上方的横结肠、左侧的降结肠和左髂窝的乙状结肠等。根据结肠的三大特征性结构鉴别小肠与结肠。根据肠管粗细、壁厚薄、系膜内血管弓的多少等判别空肠、回肠。

腹膜壁层贴附于腹内筋膜的内面，较光滑；覆盖于脏器表面的光滑的浆膜为腹膜脏层。腹膜壁层与脏层、脏层与脏层之间的潜在腔隙即腹膜腔。注意用手探查腹膜及腹膜腔时，动作要轻柔，不要撕破腹膜，观察完毕后将内脏恢复原位。将手伸入肝与膈之间，向上可触及膈穹窿，为腹腔与腹膜腔的上界。把大网膜及下部的小肠袢翻向上方，可见小骨盆上口，为腹腔的上界。将腹腔、腹膜腔与腹壁的境界作一比较。

三、观察腹膜形成的结构

（一）观察网膜

将肝的前缘向右上牵拉，观察小网膜，分为右侧的肝十二指肠韧带和左侧的肝胃韧带；观察大网膜，提起大网膜的上部，查看胃大弯与横结肠之间的胃结肠韧带。

（二）探查肝的韧带

肝镰状韧带一端已从腹前壁切下，将膈肌上提，将肝推向下方，可见镰状韧带呈上宽下窄的镰刀状。用手指搓捻其游离下缘，内含结缔组织索即肝圆韧带。将手指插入肝膈面与膈之间，指尖可触及肝镰状韧带两层分别向左、右侧分开，系于膈与肝上面之间，构成冠状韧带的前层，沿此层向左、右可探查到位于其两端的左、右三角韧带。绕过左三角韧带的游离缘可摸到冠状韧带的后层。

（三）探查胃与脾的韧带

将胃底推向右侧，可见连于胃底与脾的胃脾韧带。将右手伸入脾和膈之间，手掌向脾，绕脾的后外侧，伸于脾肾之间，指尖触及的结构为脾肾韧带。在脾的下端连于结肠左曲之间的是脾结肠韧带。

（四）辨认十二指肠空肠襞

将横结肠及大网膜翻向上，小肠袢推至右侧，在十二指肠空肠曲左缘、横结肠系膜根下方，脊柱左侧的腹膜皱襞，即十二指肠空肠襞。

（五）观察系膜

将大网膜、横结肠及其系膜翻向上方，把小肠推向左下，将肠系膜根舒展平整，观察肠系膜的形态，扪认肠系膜根的附着。再沿大肠走向依次观察阑尾系膜、横结肠系膜及乙状结肠系膜的附着部位。确认阑尾根部的体表投影。

四、探查膈下间隙

（一）右肝上间隙　将手伸入肝右叶与膈之间，探查其范围。

（二）左肝上间隙　将手伸入肝左叶与膈之间，探查其范围。触摸左三角韧带的游离缘，左肝上前、后间隙在此处相通。

（三）右肝下间隙　将手伸至右肾的上方，探查右肾与肝之间的肝肾隐窝，该处常有液体蓄积，是平卧位时腹膜腔的最低点。

（四）左肝下间隙（网膜囊）和网膜孔　探查左肝下前间隙的境界。胃和小网膜后方为左肝下后间隙，即网膜囊。在胃大弯下方一横指处剪开胃结肠韧带，注意勿损伤沿胃大弯走行的胃网膜左、右血管。将右手由切口伸入网膜囊内，至胃和小网膜的后方。将左手示指伸入网膜孔，使左、右手会合。探查网膜孔的周界。再将左手由切口伸入网膜囊内，沿胰体至脾门，将右手中指放于脾和左肾之间、示指放于脾和胃之间，左手与右中指间即为脾肾韧带，左手与右示指间即为胃脾韧带。此二者构成网膜囊的左侧界。

五、观察结肠下区的间隙

将小肠袢和肠系膜推向左下方，观察右肠系膜窦；再将小肠袢和肠系膜翻向右上，观察左肠系膜窦。在升、降结肠的外侧，分别为右、左结肠旁沟，观察之。理解它们的交通情况与临床意义。

六、观察腹前壁下部的腹膜皱襞和窝

腹前壁内面可见纵行的脐正中襞、成对的脐内侧襞和脐外侧襞，以及位于它们中间的成对的膀胱上窝、腹股沟内侧窝以及位于脐外侧襞外侧的腹股沟外侧窝。剥去壁腹膜，观察腹膜皱襞内的结构。

【临床联系】

腹部疾患病人所取体位的解剖学基础。

在腹部，液体的扩散与各间隙之间的交通情况有关。腹部手术后或腹膜腔内积液时病人需取半卧位。当取半卧位时，渗出物分别沿右结肠旁沟、左结肠旁沟或左肠系膜窦下方开口引流至盆腔陷凹内，通常汇集于直肠膀胱陷凹或直肠子宫陷凹内，这些渗出物易于通过肛门指诊、阴道后穹指诊或穿刺等方法发现，穿刺或切开引流方便、安全。另外，脓液聚集于盆腔，不仅减少了脓液与腹膜的接触面积，而且由于该处腹膜吸收能力较差，故可减缓中毒症状。因此，半卧位对腹膜腔渗出物的引流、处理及并发症的预防均有重要的意义。

取半卧位时，枕头不宜过高，以免使病人颈部过于前屈而感到不适。腹部术后病人，腹部不可过度前屈，以保持缝合口良好的组织对合和早期愈合。半卧位时受压最重的骨性突起是坐骨结节、骶正中嵴及跟结节，应予以注意，以防发生褥疮。

【思考题】

1. 名词解释：(1) 肝肾隐窝；(2) 直肠子宫陷凹。

2. 简答题

(1) 何谓腹腔？腹膜腔？两者有何关系？

(2) 腹膜腔的分区及各区相互间的交通如何？

(3) 网膜囊、网膜孔的概念、位置、境界及临床意义？

(4) 根据解剖知识回答，胃十二指肠溃疡穿孔时，为何可引起右下腹痛？

第三节　结肠上区和结肠下区的解剖

【目的要求】

1. 掌握胃的形态、位置、毗邻及血供，胃床。
2. 掌握十二指肠的位置、形态结构、分部和毗邻，十二指肠悬韧带的概念。
3. 掌握肝的位置及毗邻，肝门、肝蒂的概念，肝蒂内重要结构的排列关系。
4. 掌握肝外胆道的组成，胆囊底的体表投影，胆总管的分段及各段的主要毗邻，胆囊三角的构成及临床意义。
5. 掌握阑尾根部的体表投影，阑尾的位置，寻找阑尾的方法。
6. 掌握结肠的动脉供应，边缘动脉的组成。
7. 掌握肝门静脉的组成及其主要属支。
8. 熟悉胰腺的位置、分部和各部的毗邻。
9. 熟悉脾脏的位置、毗邻。

10. 了解食管的腹部。

11. 了解 Glisson 系统和肝段概念及其临床意义。

12. 了解空、回肠动脉分布的特点以及对肠切除吻合术的意义。

【基本内容及学习要点】

一、结肠上区

介于膈与横结肠及其系膜之间，主要有食管腹段、胃、肝、肝外胆道、脾及十二指肠上部等器官。

（一）食管腹部 abdominal part of esophagus

（二）胃 stomach

1. 位置与毗邻

（1）位置：胃中度充盈时，大部分位于左季肋区，小部分位于腹上区。胃贲门在第 11 胸椎左侧，幽门在第 1 腰椎右侧。

（2）毗邻：胃前壁右侧份邻接左半肝，左侧份上部邻接膈，下部接触腹前壁。胃后壁隔网膜囊与胰、左肾上腺、左肾、脾、横结肠及其系膜相毗邻，这些器官共同形成胃床。

2. 胃的韧带　如前述。

3. 血管与淋巴

（1）动脉：来自腹腔干及其分支，沿胃大、小弯形成两个动脉弓，再由弓上发出许多小支至胃前、后壁，在胃壁内进一步分支，吻合成网。包括：①胃左动脉；②胃右动脉；③胃网膜右动脉；④胃网膜左动脉；⑤胃短动脉；⑥胃后动脉。

（2）静脉：胃的静脉各与同名动脉伴行，均汇入肝门静脉系统。其中，胃右静脉注入肝门静脉，途中收纳幽门前静脉，后者是辨认幽门的标志。胃左静脉汇入肝门静脉或脾静脉。胃网膜右静脉注入肠系膜上静脉。胃网膜左静脉注入脾静脉。胃短静脉、胃后静脉注入脾静脉。

（3）淋巴：胃的淋巴管分区回流至胃大、小弯血管周围的淋巴结群，最后汇入腹腔淋巴结。

4. 神经　支配胃的神经有交感神经和副交感神经，还有内脏传入神经。

胃的副交感神经的节前纤维来自迷走神经。迷走神经前干下行于食管腹部前面，在胃贲门处分为肝支与胃前支；迷走神经后干贴食管腹部右后方下行，至贲门处分为腹腔支和胃后支。

（三）十二指肠 duodenum　其上端起于幽门，下端至十二指肠空肠曲接续空肠。整体呈“C”形弯曲，包绕胰头。按走向分为上部、降部、水平部与升部四部。

1. 分部及其毗邻

（1）上部：长约 4～5cm，自幽门向右并稍向后上，至肝门下方转而向下，形成十二指肠上曲，接续降部。上部前上方与肝方叶、胆囊相邻，近幽门处小网膜右缘深侧为网膜孔；上部下方与胰头相邻；后方有胆总管、胃十二指肠动脉、肝门静脉及下腔静脉通行。

（2）降部：长约 7～8cm，始于十二指肠上曲，沿脊柱右侧下降至第 3 腰椎，折转向左，形成十二指肠下曲，续于水平部。降部为腹膜外位，前方有横结肠及其系膜跨过，将此部分为上、下两段，分别与肝右前叶及小肠袢相邻；降部后方与右肾门及右输尿管始部相邻；内侧邻胰头及胆总管；外侧邻结肠右曲。

（3）水平部：长 10～12cm，自十二指肠下曲水平向左，横过第 3 腰椎前方至其左侧，移行于升部。此部也是腹膜外位。上方邻胰头；前方右侧份邻小肠袢，左侧份为小肠系膜根和其中的肠系膜上血管跨过；后方邻右输尿管、下腔静脉、腹主动脉和脊柱。

(4) 升部：长2～3cm，由水平部向左上斜升，至第2腰椎左侧折向前下，形成十二指肠空肠曲，续于空肠。升部前面及左侧覆有腹膜，右侧毗邻胰头与腹主动脉。

2. 十二指肠悬肌　亦称十二指肠悬韧带或Treitz韧带，位于十二指肠上襞右上方深部，由纤维组织和肌组织构成，从十二指肠空肠曲上面向上连至右膈脚，有上提和固定十二指肠空肠曲的作用。

3. 血管

(1) 动脉：主要来自胰十二指肠上前、上后动脉及胰十二指肠下动脉。

(2) 静脉：多与相应动脉伴行，除胰十二指肠上后静脉直接汇入肝门静脉外，其他静脉均汇入肠系膜上静脉。

(四) 肝 liver

1. 位置、毗邻与体表投影

(1) 位置：肝大部分位于右季肋区及腹上区，小部分位于左季肋区。

(2) 毗邻：①肝右半部的膈面借膈与右肋膈隐窝和右肺底相邻，脏面与右肾上腺、右肾、十二指肠上部及结肠右曲相邻；②肝左半部的膈面借膈与心的下面相邻，后缘近左纵沟处与食管相接触，脏面与胃前面小弯侧相邻。

(3) 肝的体表投影：可用三点作标志，第一点为右锁骨中线与第5肋相交处；第二点为右腋中线与第10肋下1.5cm的相交处；第三点为左第6肋软骨距前正中线左侧5cm处。第一点与第三点的连线即为肝上界。第一点与第二点的连线为肝右缘。第二点与第三点的连线相当于肝下缘。正常成人的肝脏在右肋弓下不能触及，可在剑突下2～3cm处触及。

2. 韧带与膈下间隙　如前述。

3. 肝门与肝蒂

(1) 概念：肝的脏面左、右两条纵沟之间的横沟称肝门 porta hepatis 或第一肝门，有肝左、右管，肝门静脉左、右支和肝固有动脉的左、右支，淋巴管及神经等出入。出入肝门的这些结构总称为肝蒂 hepatic pedicle。它们走行于肝十二指肠韧带内。

(2) 诸结构的位置关系：肝门处，一般是肝左、右管在前，肝固有动脉左、右支居中，肝门静脉左、右支在后。此外，肝左、右管的汇合点最高，肝门静脉的分叉点稍低，而肝固有动脉的分叉点最低。在肝十二指肠韧带内，胆总管位于肝门静脉的右前方、肝固有动脉的右侧。

(3) 第二肝门：在膈面腔静脉沟的上部，肝左、中、右静脉出肝处称第二肝门。

第三肝门　在腔静脉沟下部，肝右后下静脉及尾状叶静脉出肝处称第三肝门。

4. 分叶与分段

(1) 根据肝外形分为四个叶：肝左叶、肝右叶、肝方叶和尾状叶。

(2) 根据肝内管道系统的分布结合肝的外形将肝分左、右半肝，五个叶六个段。肝内管道系统有两个，一是Glisson系统，另一是肝静脉系统。Glisson系统由Glisson囊包绕肝门静脉、肝动脉和肝管形成，三者在肝内的分支、分布基本一致。Glisson系统分布于肝段内，肝静脉走行于肝段间。肝段是肝的功能解剖单位。外科常依据这些分叶及分段的方式，施行半肝、肝叶或肝段切除术。

5. 淋巴　肝的淋巴分为浅、深两组。

(1) 浅组：位于肝实质表面的浆膜下，形成淋巴管网。

(2) 深组：在肝内形成升、降两干，升干注入纵隔后淋巴结。降干注入肝淋巴结。

(五) 肝外胆道　由肝左、右管，肝总管，胆囊和胆总管组成。

1. 胆囊 gallbladder

(1) 位置与毗邻：借疏松结缔组织附着于肝脏面的胆囊窝内，其下面有腹膜覆盖。胆囊上方为肝，下后为十二指肠及横结肠，左为幽门，右为结肠右曲，前为腹前壁。

(2) 胆囊底的体表投影：相当于右锁骨中线或右腹直肌外缘与右肋弓的交点处。

(3) 胆囊动脉与胆囊三角：胆囊动脉常于胆囊三角内起自肝右动脉。胆囊三角（Calot三角）由胆囊管、肝总管和肝下面三者组成，是手术时寻找胆囊动脉的标志。

2. 肝管、肝总管及胆总管

(1) 肝管：肝左、右管在肝门处汇合成肝总管。

(2) 肝总管：上端由肝左、右管合成，下端与胆囊管汇合后称胆总管。

(3) 胆总管：分段与毗邻关系。

1) 十二指肠上段：在肝十二指肠韧带内，自胆总管起始部至十二指肠上部上缘为止。此段沿肝十二指肠韧带右缘内走行。胆总管切开探查引流术即在此段进行。

2) 十二指肠后段：位于十二指肠上部的后面，向下内方行于下腔静脉的前方，肝门静脉的右方。

3) 胰腺段：弯向下外方，此段上部多从胰头后方经过；下部多被一薄层胰腺组织所覆盖，位于胆总管沟中。胰头癌或慢性胰腺炎时，此段胆总管常受累而出现梗阻性黄疸。

4) 十二指肠壁段：斜穿十二指肠降部中份的后内侧壁，与胰管汇合后形成膨大的肝胰壶腹（Vater 壶腹）。壶腹周围及其附近有括约肌并向肠腔突出，使十二指肠黏膜隆起形成十二指肠大乳头，开口于十二指肠腔。

(六) 胰 pancreas

1. 位置、分部与毗邻　胰位于腹上区和左季肋区，横过第 1、2 腰椎前方，除胰尾外均属腹膜外位。通常将胰分为头、颈、体、尾四部。

(1) 胰头：位于第 2 腰椎的右侧，是胰最宽大的部分，被十二指肠形成的“C”形凹所环绕，胰头下部有向左突出的钩突，绕经肠系膜上动、静脉的后方。胰头的前面有横结肠系膜根越过，后面有下腔静脉、右肾静脉及胆总管等。

(2) 胰颈：位于胃幽门部的后下方，其后面有肠系膜上静脉通过，并与脾静脉在胰颈后面汇合成肝门静脉。

(3) 胰体：位于第 1 腰椎平面，其前面隔网膜囊与胃后壁为邻，后面有腹主动脉、左肾上腺、左肾及脾静脉。胰体后面借疏松结缔组织和脂肪附着于腹后壁。胰体上缘与腹腔干、腹腔丛相邻。

(4) 胰尾：末端达脾门，行经脾肾韧带的两层腹膜之间。脾切除术游离脾蒂时，需注意防止胰尾的损伤。

2. 胰管与副胰管　位于胰实质内，通常与胆总管汇合形成肝胰壶腹，经十二指肠大乳头开口于十二指肠腔，偶尔单独开口于十二指肠腔。副胰管开口于十二指肠小乳头。

3. 血管及淋巴

(1) 动脉：胰的动脉主要有胰十二指肠上前动脉、胰十二指肠上后动脉、胰十二指肠下动脉、胰背动脉、胰下动脉、脾动脉胰支及胰尾动脉。

(2) 静脉：胰的静脉多与同名动脉伴行，汇入肝门静脉系统。

（3）淋巴：胰的淋巴主要注入胰上、下淋巴结及脾淋巴结，然后注入腹腔淋巴结。

（七）脾 spleen

1. 位置及毗邻　脾位于左季肋区的肋弓深处，其长轴与第 10 肋一致，脾后上端平第 9 肋的上缘，距后正中线 4～5cm，脾下端平左侧第 11 肋，达腋中线。脾的膈面与膈、膈结肠韧带接触；脏面前上份与胃底相邻，后下份与左肾、左肾上腺相邻；脾门邻近胰尾。

2. 韧带　如前述。

3. 血管

（1）脾动脉：多起自腹腔干，沿胰上缘走向左侧，分支后进入脾脏。

（2）脾静脉：行于脾动脉的后下方，走在胰后面横沟中。向右达胰颈处与肠系膜上静脉汇合成肝门静脉。

（八）肝门静脉 hepatic portal vein

1. 组成　肝门静脉主要由肠系膜上静脉与脾静脉在胰颈的后方汇合而成。

2. 位置　肝门静脉自胰腺的后方上行，经十二指肠上部的深面进入肝十二指肠韧带，然后继续上行达第一肝门，分为左、右两支，分别进入左、右半肝。在肝十二指肠韧带内，肝门静脉的右前方为胆总管，左前方为肝固有动脉，后方隔网膜孔与下腔静脉相对。

3. 属支　肝门静脉的属支主要有脾静脉、肠系膜上静脉、肠系膜下静脉、胃左静脉、胃右静脉、胆囊静脉和附脐静脉。主要收集食管腹段、胃、小肠、大肠（至直肠上部）、胰、胆囊和脾等处的血液。

二、结肠下区

位于横结肠及其系膜与小骨盆上口之间，主要有空肠、回肠、盲肠、阑尾及结肠等脏器。

（一）空肠 jejunum 及回肠 ileum

1. 位置　空肠与回肠占据结肠下区的大部，上段是空肠，始于十二指肠空肠曲，下段是回肠，末端接续盲肠。空、回肠均属腹膜内位器官，借系膜悬附腹后壁，因此总称系膜小肠。

2. 血管、淋巴

（1）动脉：空、回肠的动脉来源于肠系膜上动脉。

（2）静脉：空、回肠静脉与动脉伴行，汇入肠系膜上静脉。

（3）淋巴：引流方向为：小肠淋巴管→肠系膜淋巴结→肠系膜上淋巴结→腹腔淋巴结→肠干→乳糜池。

（二）盲肠和阑尾

1. 盲肠 cecum　位于右髂窝。盲肠左侧接回肠末端，后内侧壁有阑尾附着，上方延续于升结肠，右侧为右结肠旁沟，后方邻髂腰肌，前面邻腹前壁，并常为大网膜覆盖。

2. 阑尾 vermiform appendix

（1）位置：一般位于右髂窝内。阑尾根部附于盲肠后内侧壁、三条结肠带的会合点，是手术时寻找阑尾根部的标志。

（2）阑尾根部的体表投影：①McBurney 点：较常用，在脐与右髂前上棘连线的中外 1/3 交界处；②Lanz 点：左、右髂前上棘连线的中右 1/3 交界处。阑尾炎时投影点常有明显压痛。

（3）国人阑尾常见的位置顺序：①回肠前位：约占 28%；②盆位：约占 26%；③盲肠

后位：约占24%；④回肠后位：约占8%；⑤盲肠下位：约占6%。

（4）血管：阑尾动脉起于回结肠动脉或其分支盲肠前、后动脉，下行经回肠末部后方入阑尾系膜，沿其游离缘行走，分支分布于阑尾。阑尾静脉与动脉伴行，经回结肠静脉、肠系膜上静脉汇入肝门静脉。化脓性阑尾炎时细菌可随静脉血流入肝，引起肝脓肿。

（三）结肠 colon

1. 分部、位置及毗邻　结肠分为升结肠、横结肠、降结肠和乙状结肠四部分。

（1）升结肠：始于盲肠，沿腹腔右外侧区上行，至肝右叶下方转向左，形成结肠右曲，移行于横结肠。升结肠内侧为右肠系膜窦及回肠肠袢；外侧与腹壁间形成右结肠旁沟，上通右肝下间隙，下通髂窝、盆腔。结肠右曲后面贴邻右肾，内侧与十二指肠相邻，前上方有肝右叶与胆囊。

（2）横结肠：始于结肠右曲，向左呈下垂的弓形横过腹腔中部，至脾前端折转下行，形成结肠左曲，续于降结肠。

（3）降结肠：始于结肠左曲，沿腹腔左外侧区腹后壁下降，至左髂嵴水平续于乙状结肠。内侧为左肠系膜窦及空肠肠袢，外侧为左结肠旁沟。

（4）乙状结肠：自左髂嵴起自降结肠，呈乙状弯曲降入盆腔，平第3骶椎续直肠。

2. 血管

（1）动脉：结肠的动脉包括发自肠系膜上动脉的回结肠动脉、右结肠动脉和中结肠动脉，以及发自肠系膜下动脉的左结肠动脉和乙状结肠动脉。肠系膜上、下动脉的各结肠支均相互吻合，在近结肠边缘形成动脉弓，称边缘动脉 colic marginal artery。

（2）静脉：结肠左曲以上的静脉血分别经回结肠静脉、右结肠静脉和中结肠静脉汇入肠系膜上静脉，左曲以下的静脉则经左结肠静脉、乙状结肠静脉汇入肠系膜下静脉，最后均汇入肝门静脉。

【解剖操作及观察要点】

一、结肠上区结构的解剖

（一）解剖胃的血管、淋巴结及神经

1. 尽量将肝向上牵拉、将胃向下展平以暴露小网膜，用镊子尖在胃小弯的中份轻轻划开小网膜的前层腹膜并清除少量脂肪组织后即可找到胃左动脉及伴行的胃左静脉（注：静脉一般颜色深，易于观察）。继续沿胃小弯往左上方，追踪胃左静脉及胃左动脉直至胃贲门处，注意沿胃左动脉分布的淋巴结及贲门旁淋巴结。注意不要过分清理结缔组织，以免破坏其他结构。

2. 同样方法沿胃小弯向右清理出胃右动、静脉及沿两者排列的胃右淋巴结，经过胃的幽门上缘追踪胃右动脉，直至小网膜游离缘（即肝十二指肠韧带）内的肝固有动脉。观察胃小弯侧的动脉弓及其分支至胃前、后壁。

3. 将食管腹段轻轻向下牵拉，在其中线、贲门前方的浆膜下，仔细分离迷走神经前干，找出由其发出的肝支与胃前支。肝支多为1～2支，在小网膜内向右横行加入肝丛；沿胃小弯追踪胃前支伴胃左动脉的分支分布于胃前壁，最终在胃小弯的角切迹附近分成“鸦爪”形终支，分布于幽门部前壁。

4. 尽量将胃小弯向下拉，自贲门处继续解剖胃左动脉，至网膜囊后壁，见其起自腹腔干，其周围有腹腔淋巴结环绕。与此同时，小心追踪胃左静脉至腹腔干前方为止。

5. 将胃小弯拉向前下方，在食管下端、贲门后方的浆膜下，仔细分离出迷走神经后干及其发出的腹腔支与胃后支。胃后支伴胃左动脉的分支分布于胃后壁，最后也以"鸦爪"形终支，分布于幽门部后壁。腹腔支到腹腔干周围的腹腔神经丛暂不解剖。

6. 在腹腔干前方继续向下方追踪胃左静脉，见其与肝总动脉伴行，经网膜孔下方进入肝十二指肠韧带，最终注入肝门静脉。

7. 在距胃大弯中份的下方约 1 cm处，用镊子尖横行剖开大网膜的浅层，找出胃网膜左动脉及胃网膜右动脉，观察二者互相吻合的情况。向右清理胃网膜右动脉直至幽门下方，证实它发自胃十二指肠动脉，该动脉在幽门下方可能已被渗出之胆汁染成绿色，因此要注意辨认。在追踪该动脉的同时，注意其沿途及幽门下方可有淋巴结分布。向左清理胃网膜左动脉至其发自脾动脉处，辨认其周围的胃网膜左淋巴结。在脾门处解剖胃脾韧带寻认由脾动脉分出的 2～4 支胃短动脉行向胃底。

（二）解剖胰、十二指肠上半部和脾的动脉

1. 将胃向上翻起，大网膜和横结肠向下牵拉，用镊子尖在胰的上缘剖开腹膜，将胰上缘稍向下剥离并牵拉，即可发现脾动脉，向右追踪其至腹腔干。腹腔干周围有一个神经丛，即腹腔神经丛。尽量保留之，待以后解剖。

2. 自腹腔干继续向左清理脾动脉。它沿胰上缘左行，沿途分出胰支供给该腺。在进入脾门以前分出胃网膜左动脉，沿胃大弯向右行。胃短动脉经胃脾韧带至胃底。在清理脾动脉时，注意胰尾周围及脾门处有淋巴结分布。

3. 剖查脾静脉　它与脾动脉伴行，并居其下方。切断脾动脉的胰支后，将胰上缘下翻，即可见到脾静脉。稍加清理并向右追踪脾静脉至胰颈的后方，观察其与肠系膜上静脉汇合成肝门静脉。若胃左静脉未注入肝门静脉，则清理脾静脉时应注意它是否注入脾静脉，同时沿途注意保留可能注入脾静脉的肠系膜下静脉。

4. 从腹腔干向右，找出肝总动脉，行向右上，至幽门上方分出肝固有动脉和胃十二指肠动脉。清理胃十二指肠动脉。它经十二指肠第一段后方，胆总管的左侧下行，分出胃网膜右动脉及胰十二指肠上动脉。后者走行于胰头和十二指肠降部之间的沟内，观察其沿沟向两侧发分支供应胰头和十二指肠上半部的情况。

（三）剖查肝十二指肠韧带和胆囊

1. 纵行剖开肝十二指肠韧带，稍清理结缔组织，观察较粗的肝门静脉在后方，其左前方是肝固有动脉和右前方的胆总管。

2. 清理肝门静脉，观察其属支，并向上追踪至肝门处，证实它分为左、右支进入肝门。

3. 剖查肝的动脉，注意其起源是否有变异，并向肝门方向追踪其分支。

4. 向上追踪胆总管，观察它由肝总管和胆囊管汇合而成。观察胆囊的形态、分部及胆囊三角的围成，在此三角内寻找胆囊动脉，并追查胆囊动脉的发出部位、走行及分支，该动脉多半起自肝右动脉。

二、结肠下区结构的解剖

（一）各段肠管的区别

1. 区别大、小肠　寻找结肠的结肠带、结肠袋和肠脂垂，以此区别大肠和小肠。

2. 辨别横结肠和乙状结肠　横结肠两侧有系膜（一侧为大网膜，另一侧为横结肠系膜），而乙状结肠只一侧有系膜。

3. 寻找阑尾　以盲肠的前结肠带为标志，向下追踪可找到阑尾根部。

4. 区分空肠和回肠　以位置、管径和血管弓的多少等来区别。

5. 确认十二指肠空肠曲 将横结肠向上提起，摸到脊柱，小肠袢固定于脊柱处的肠管即为十二指肠空肠曲。将其拉紧，其与脊柱间的腹膜皱襞为十二指肠悬韧带。

（二）解剖肠系膜上动、静脉

1. 剥离胰表面的腹膜，将其下缘向上翻起，便可暴露脾静脉和肠系膜下静脉。在肠系膜下静脉的右侧为十二指肠空肠曲。沿此曲的右缘，纵行划开腹膜，清除周围的结缔组织，便可找到经胰与十二指肠水平部之间潜出的肠系膜上动脉。向上追踪该动脉，可见其走行于脾动脉后方，多平第 1 腰椎水平或在腹腔干起点的稍下方起自腹主动脉。肠系膜上动脉周围为致密的神经丛所包绕，分离时应避免撕裂动脉。观察肠系膜上动脉根部有无淋巴结。自肝门静脉向下清理肠系膜上静脉（它位于同名动脉的右侧）。

2. 将大网膜、横结肠及其系膜翻向上方，将全部系膜小肠推向左侧，暴露肠系膜根，观察其附着在腹后壁的位置。沿小肠系膜根右侧用镊子划开小肠系膜的右层腹膜，成片地向左下揭向小肠，于小肠系膜边缘处将其切断清除。保留小肠系膜的左层腹膜。小心分离结缔组织，剖查出肠系膜上动脉、静脉的分支或属支。注意观察淋巴结和神经丛与血管的关系。

3. 沿肠系膜上动脉的左缘解剖出十数支空、回肠动脉，见它进入肠系膜内，观察空、回肠血管弓的配布。

4. 从肠系膜根部向右剥离腹膜，直至回盲部、升结肠与横结肠。此处腹膜仅一层，注意勿损伤腹膜外任何结构。沿肠系膜上动脉右缘，自下而上，依次解剖出回结肠动脉、右结肠动脉及中结肠动脉，分别追查至回盲部与升结肠、横结肠右份。小心剖查并观察阑尾动脉的起止及其与阑尾系膜的关系。

5. 从十二指肠水平部的上缘，找寻胰十二指肠下前、下后动脉，并追踪至肠系膜上动脉。

（三）解剖肠系膜下动、静脉

1. 剖查肠系膜下动脉 将空回肠及肠系膜翻向右侧，暴露左侧腹后壁腹膜，在第 3 腰椎前方可见一斜向左下的腹膜皱襞，轻轻剥离皱襞表面的腹膜，显露肠系膜下动脉，向上追踪其发自腹主动脉起始处，向左、左下追踪剖查出其分支左结肠动脉至降结肠、乙状结肠动脉进入乙状结肠系膜内分布至乙状结肠。沿肠系膜下动脉主干向下追踪直肠上动脉至骨盆入口处。

2. 解剖肠系膜下静脉 沿直肠上动脉向上追踪肠系膜下静脉，至胰后方汇入脾静脉，观察其汇入处的形式。肠系膜下静脉也可注入肠系膜上静脉或脾静脉与肠系膜上静脉汇合处。

（四）观察十二指肠及其周围结构

1. 解剖十二指肠相邻结构 用镊子将结肠右曲的右侧腹后壁的腹膜划开，向左剥离结肠右曲，即可完整看到十二指肠降部，游离十二指肠降部并向左侧翻起，检查十二指肠后方的肝门静脉、胆总管、胃十二指肠动脉及位于胰头后方的结构。胆总管在此部被薄层胰腺组织覆盖，沿十二指肠降部的左侧面追踪胆总管至其与胰管汇合后开口于十二指肠的后内侧壁上。检查在胰管的上方有无副胰管存在。

2. 观察十二指肠内部结构 纵行切开十二指肠降部的外侧壁，观察十二指肠黏膜结构特点及十二指肠纵襞，观察十二指肠大乳头（或十二指肠大、小乳头）的位置与胰头的关系。

【临床联系】

阑尾切除术的应用解剖要点：

阑尾炎是指阑尾由于多种因素而形成的炎性改变。单纯性急性阑尾炎采用非手术疗法，多数病人可治愈，但遗有慢性炎症或管腔狭小者易于复发，所以急性阑尾炎一旦诊断明确，仍应急诊手术将病变的阑尾切除。

1. 阑尾炎的发病原因　阑尾管腔狭小，仅 0.5 cm左右，阑尾系膜较短，使阑尾形态扭曲，这种解剖特点，使阑尾容易发生梗阻。阑尾一端与盲肠相通，粪块、食物残块及寄生虫（如蛔虫和蛲虫）等都可造成阑尾梗阻。急性阑尾炎的炎症消退后，可以在阑尾形成瘢痕性狭窄，容易导致炎症反复发作。阑尾壁存在丰富的淋巴组织，炎性反应严重，更促使梗阻的发生。此外胃肠道功能紊乱也可使阑尾壁内的肌肉发生痉挛，影响阑尾的排空甚至影响阑尾壁的血循环，也是发炎的原因。阑尾动脉是终末支，血管痉挛时阑尾血运障碍甚至形成血管内栓塞，容易导致阑尾坏死或穿孔。

2. 切口位置　一般选择在右下腹麦氏点（McBurney 点）处。

3. 手术中寻找阑尾的方法　部分病人阑尾就在切口下，容易显露。沿结肠带向盲肠顶端追踪，是寻找阑尾的可靠方法。

4. 寻找阑尾动脉的方法　阑尾动、静脉行于阑尾系膜的游离缘内，阑尾切除时，应从系膜游离缘进行血管结扎。

以前人们认为，阑尾是人类进化过程中退化的器官，无重要生理功能，切除阑尾对机体无不良影响。现代医学研究对阑尾功能有许多新的认识，特别是免疫学和移植外科的发展，给临床外科医生提示：应严格掌握阑尾切除术的适应证，对附带的阑尾切除更要持慎重态度。阑尾具有丰富的淋巴组织，参与机体的免疫功能，应归于中枢免疫器官，它担负着机体的细胞免疫和体液免疫两大功能。最新研究成果证实，阑尾还具有分泌细胞，能分泌多种物质和各种消化酶，以及促使肠管蠕动的激素和与生长有关的激素等。

【思考题】

1. 名词解释：（1）肝门；（2）十二指肠悬韧带；（3）Calot 三角；（4）Mcburney 点。

2. 简答题

（1）腹腔手术时如何运用解剖学知识来区别结肠和小肠？

（2）阑尾可能有哪些位置？手术中如何寻找阑尾？化脓性阑尾炎为什么可引起肝脓肿？

（3）肝十二指肠韧带内有哪些出入肝的重要管道？它们的位置关系如何？

（4）试用解剖学知识解释胰头癌时病人出现的黄疸、腹水、下肢水肿和肠梗阻等症状。

第四节　腹后壁和腹膜后隙的解剖

【目的要求】

1. 掌握肾的位置、毗邻；肾门、肾蒂的概念；肾蒂内结构的排列规律；肾的被膜。
2. 掌握腹主动脉不成对脏支的名称和分布范围。
3. 熟悉腹膜后间隙的位置和境界、主要脏器以及对腹膜外手术的意义。
4. 熟悉输尿管腹部的走行、毗邻及血供。
5. 熟悉肾上腺的位置、毗邻和血供。
6. 熟悉腹主动脉和下腔静脉的行程及毗邻。
7. 了解肾的血管、淋巴及神经。
8. 了解下腔静脉的属支和引流范围，男性左侧睾丸静脉曲张发病的解剖学原因。

9. 了解腰交感干和乳糜池的位置。

【基本内容及学习要点】

一、概 述

腹膜后隙 retroperitoneal space 位于腹后壁，介于壁腹膜与腹内筋膜之间，上起自膈，下至骶骨岬，两侧向外连于腹膜外组织。此间隙上经腰肋三角与后纵隔相通，下与盆腔腹膜后隙相延续，因此，腹膜后隙的感染可向上或向下扩散。

腹膜后隙有肾、肾上腺、输尿管、腹部大血管、神经和淋巴结等重要结构。因此，上述器官的手术，多采用腰腹部斜切口经腹膜外入路。

二、肾 kidney

（一）位置与毗邻

1. 位置 位于脊柱的两侧，贴于腹后壁。由于肝右叶的存在，右肾比左肾约低 1～2 cm（约半个椎体）。

（1）与椎骨的对应关系：右肾上端平第 12 胸椎体上缘，下端平第 3 腰椎体上缘；左肾上端平第 11 胸椎体下缘，下端平第 2 腰椎体下缘。

（2）与 12 肋的位置关系：左侧第 12 肋斜过左肾后面的中部；右侧第 12 肋斜过右肾后面的上部。

（3）肾门的体表投影：在腹前壁位于第 9 肋前端，在腹后壁位于第 12 肋下缘与竖脊肌外缘的交角处，此角称肾角或脊肋角。肾病变时，此处常有压痛或叩击痛。

2. 毗邻

（1）前面毗邻：①左肾的上部前方为胃后壁，中部为胰横过，下部为空肠袢及结肠左曲；②右肾的上部前方为肝右叶，下部为结肠右曲，内侧为十二指肠降部。

（2）后面毗邻：①在第 12 肋以上邻膈与胸膜腔；②在第 12 肋以下邻肋下血管、神经，腰大肌及其前方的生殖股神经，腰方肌及其前方的髂腹下神经、髂腹股沟神经等。

（3）上方毗邻——肾上腺。

（4）内下方毗邻——肾盂和输尿管。

（5）内侧毗邻——左肾内侧为腹主动脉，右肾内侧为下腔静脉。

（6）内后方毗邻——左、右腰交感干。

（二）肾门、肾窦、肾蒂

1. 肾门 renal hilum 肾内缘中部凹陷处称为肾门，有肾血管、肾盂、神经和淋巴管等出入。

2. 肾窦 renal sinus 由肾门深入肾实质所围成的腔隙称肾窦，被肾血管，肾小、大盏，肾盂，神经、淋巴管和脂肪等占据。

3. 肾蒂 renal pedicle 由出入肾门的肾血管、肾盂、神经和淋巴管等所组成。肾蒂主要结构的排列有规律：由前向后为肾静脉、肾动脉和肾盂；由上向下为肾动脉、肾静脉和肾盂。右侧肾蒂短于左侧。

（三）肾血管与肾段

1. 肾动脉和肾段 肾动脉多平第 1～2 腰椎间盘高度起自腹主动脉侧面。每一肾段动脉供给的肾实质区域，称为肾段 renal segment。肾段共有 5 个，即上段、上前段、下前段、下段和后段。肾段的存在为肾局限性病变的定位及肾段或肾部分切除术提供了解剖学基础。

2. 肾静脉 汇入下腔静脉。两侧肾静脉的属支不同。右肾静脉通常无肾外属支；而左肾静脉收纳左肾上腺静脉，左睾丸（卵巢）静脉的血液。

（四）淋巴及神经

1. 淋巴　肾内淋巴管分浅、深两组。

(1) 浅组位于肾纤维膜深面，引流肾被膜及其肾脂肪囊的淋巴。

(2) 深组位于肾内血管周围，引流肾实质的淋巴。浅、深两组淋巴管相互吻合，在肾蒂处汇合成较粗的淋巴管，最后汇入各群腰淋巴结。

2. 神经　肾接受交感神经和副交感神经双重支配，同时有内脏感觉神经。

（五）被膜　肾的被膜有三层，由外向内依次为肾筋膜、脂肪囊和纤维囊。

1. 肾筋膜或称 Gerota 筋膜　质较坚韧，分为前、后两层（前层为肾前筋膜，后层为肾后筋膜）。两层筋膜从前、后方包绕肾和肾上腺。作用：对肾有固定作用。

2. 脂肪囊　又称肾床，在肾的后面和边缘，较为发达。脂肪囊有支持和保护肾的作用。经腹膜外作肾手术时，肾囊封闭药液即注入此脂肪囊内，且易于游离肾脏。

3. 纤维囊　又称纤维膜，为肾的固有膜，有保护肾的作用。正常肾脏纤维膜易从肾表面剥离。在肾部分切除或肾外伤时，应缝合纤维膜，以防肾实质撕裂。

三、输尿管腹部

（一）行程　输尿管腹部长约 13～14cm，紧贴腰大肌前面向下内侧斜行，在腰大肌中点的稍下方有睾丸（卵巢）血管斜过其前方。输尿管腹部的体表投影：在腹前壁与半月线相当；在腰部约在腰椎横突尖端的连线上。

（二）狭窄　输尿管腹部的上、下端分别是第 1、2 狭窄部。输尿管的狭窄部常是被结石阻塞的部位。

（三）毗邻

1. 右输尿管腹部的前面为十二指肠降部、升结肠血管、回结肠血管、睾丸（卵巢）血管、回肠末段。右侧与盲肠及阑尾邻近。

2. 左输尿管腹部的前面有十二指肠空肠曲，降结肠血管，斜行跨过的睾丸（卵巢）血管。两侧输尿管到骨盆上口时，跨越髂外血管的起始部进入盆腔。

（四）动脉来源　多源性。由肾动脉、肾下极动脉、腹主动脉、睾丸（卵巢）动脉、第 1 腰动脉、髂总动脉、髂内动脉等血管的分支供应。

四、肾上腺 suprarenal gland

（一）位置、形态　肾上腺位于脊柱的两侧，平第 11 胸椎高度，两肾的上端，为成对的内分泌器官。左侧肾上腺为半月形，右侧为三角形。

（二）毗邻　左肾上腺前面的上部借网膜囊与胃后壁相邻，下部与胰尾、脾血管相邻，内侧缘接近腹主动脉。右肾上腺的前面为肝，前面的外上部没有腹膜，直接与肝的裸区相邻，内侧缘紧邻下腔静脉。左、右肾上腺的后面均为膈。两侧肾上腺之间为腹腔丛。

（三）血管

1. 动脉　肾上腺上动脉发自膈下动脉；肾上腺中动脉发自腹主动脉；肾上腺下动脉发自肾动脉。

2. 静脉　左肾上腺静脉汇入左肾静脉；右肾上腺静脉汇入下腔静脉。

五、腹主动脉 abdominal aorta

（一）行程及毗邻

腹主动脉为胸主动脉的延续。在第 12 胸椎下缘前方略偏左侧，经膈的主动脉裂孔进入腹膜后隙，沿脊柱的左前方下行，至第 4 腰椎下缘水平分为左、右髂总动脉。腹主动脉的前面为胰、十二指肠升部及小肠系膜根等；后面为第 1～4 腰椎及椎间盘；右侧为下腔静脉；左侧为左交感干腰部。腹主动脉周围还有腰淋巴结、腹腔淋巴结和神经丛等。

（二）分支分布

1. 不成对的脏支

①腹腔干；②肠系膜上动脉；③肠系膜下动脉。

2. 成对的脏支　有肾上腺中动脉、肾动脉、睾丸（卵巢）动脉。

3. 壁支　有膈下动脉、腰动脉、骶正中动脉。

六、下腔静脉 inferior vena cava

（一）行程毗邻

下腔静脉在脊柱的右前方，沿腹主动脉的右侧上行，经肝的腔静脉沟、穿膈的腔静脉孔，最后开口于右心房。下腔静脉的毗邻：前面为肝、胰头、十二指肠水平部、以及右睾丸（卵巢）动脉和小肠系膜根越过。后面为右膈脚、第 1～4 腰椎、右腰交感干和腹主动脉的壁支。右侧与腰大肌、右肾、右肾上腺相邻，左侧为腹主动脉。

（二）属支

有髂总静脉、右睾丸（卵巢）静脉、肾静脉、右肾上腺静脉、肝静脉、膈下静脉和腰静脉，大部分属支与同名动脉伴行。

1. 睾丸（卵巢）静脉　右侧者斜行汇入下腔静脉，左侧者几乎垂直上升汇入左肾静脉。

2. 腰静脉　4 对。腰静脉与椎外静脉丛有吻合，与椎内静脉丛相通，各腰静脉之间纵行的交通支称为腰升静脉，腰升静脉是沟通上、下腔静脉系统间侧支循环的途径之一。

七、腰交感干 lumbar sympathetic trunk

腰交感干由 3 个或 4 个神经节和节间支构成，位于脊柱与腰大肌之间，表面被椎前筋膜覆盖，上方连于胸交感干，下方延续为骶交感干。左腰交感干与腹主动脉左缘相邻。右腰交感干的前面被下腔静脉覆盖。

八、乳糜池 cisterna chili

位于第一腰椎体的前方，腹主动脉的右后方。其下端接受肠干和左、右腰干的汇入，上端延续为胸导管，向上经膈的主动脉裂孔进入胸腔。

【解剖操作及观察要点】

一、一般观察

清除腹后壁残存的腹膜，观察腹膜后隙的境界、交通、内容及各结构间的排列关系。

二、解剖肾及腹后壁血管神经和淋巴结

（一）解剖左肾区

1. 将胃翻向上，轻轻将脾、胰及其血管推向上方，即可显露出左肾及左肾上腺前方的肾前筋膜。

2. 剖查左肾前筋膜　用镊子提起肾前筋膜，在中线处纵行切开肾前筋膜，深面即是脂肪囊。用刀柄插入切口，使肾前筋膜与深面组织分离，向上、向下、外侧探查，验证肾前筋膜、肾后筋膜相互愈着的情况。

3. 查看肾纤维囊　清除肾前筋膜及其深面的脂肪组织，显露左肾及左肾上腺。肾表面包裹的一层致密的结缔组织膜，即纤维囊。在肾表面切一小口，剥离一小块肾纤维囊，观察其与肾实质的愈着情况。

4. 查看肾及肾前毗邻　原位观察其形态、位置和毗邻。在观察肾前面的毗邻时，应将胃、胰、脾和结肠左曲等恢复原位。

5. 剖查肾门及肾蒂　显露出肾内侧缘中部的肾门，注意剖查肾蒂的主要结构，从前向后依次是肾静脉、肾动脉、肾盂。追踪肾静脉至下腔静脉处，并注意观察左睾丸静脉（或卵巢静脉）、左肾上腺静脉注入左肾静脉。查看有无副肾动脉。

6. 查看肾后毗邻　将肾向内侧翻起，观察肾后面的被膜，验证肾后面的毗邻结构。

7. 观察左肾上腺　小心清理肾上腺周围的脂肪组织，观察肾上腺的形态、毗邻和血管。

8. 剖查左输尿管腹段　自肾盂向下沿腰大肌前面追踪输尿管，直至骨盆上口、越左髂总动脉末端前方处。

（二）解剖右肾区

1. 将肝向上推移，结肠右曲及横结肠及其系膜翻向左侧，将十二指肠降部和胰头推向左侧，即可显露右肾前筋膜。

2. 剖查右肾的方式参照左侧。不再赘述。注意左、右侧肾静脉的不同点。

（三）解剖腹主动脉和下腔静脉

小心剥离中线附近的腹膜壁层和肾前筋膜，显露腹主动脉和下腔静脉。此二血管周围结构较多，故稍剥出其轮廓即可，不必过细清理。复习和观察腹主动脉发出的单一脏支，再解剖其成对的脏支和壁支。

（四）复查肾动脉、肾上腺下动脉和肾上腺中动脉

将肠系膜翻向右上方，在肠系膜上动脉根部下方，平第2腰椎高度寻找肾动脉，追至肾门处。注意观察其发出的肾上腺下动脉和肾动、静脉的位置关系及有无动脉支不经肾门直接穿入肾实质。在肾动脉的稍上方找出肾上腺中动脉。

（五）剖查性腺血管　在腰大肌前面寻找睾丸（卵巢）动、静脉。动脉细小不易发现，可在腰大肌前面寻找比火柴梗稍粗的蓝色条纹，即睾丸（卵巢）静脉，在静脉旁寻找伴行的动脉。向上追查动脉的发出处及静脉的注入处，向下追至腹股沟管深环，如为女性则追至入小骨盆上口为止。性腺血管细长、脆弱，须解剖仔细。

（六）解剖膈下动脉与肾上腺动脉　在膈的后部，食管和腔静脉孔两旁，寻找蓝色的膈下静脉及与之伴行的膈下动脉，稍清理结缔组织追查至其起点处，并清理其至膈和肾上腺的分支（肾上腺上动脉）。不必细究。

（七）解剖淋巴结　在下腔静脉和腹主动脉周围，寻找腰淋巴结，于腹腔干和肠系膜上、下动脉根部周围清理各同名淋巴结。这些淋巴结为大小不等的椭圆形结构。

（八）解剖髂总动脉夹角内的结构　将乙状结肠及其系膜翻向右侧，可见腹主动脉的二终支——左、右髂总动脉，观察并清理血管周围的淋巴结和神经纤维。在髂总动脉的夹角内，可见一些线样的神经纤维自腹主动脉两侧汇合，并越过骶髂关节入小骨盆，这些神经即上腹下丛。将神经丛提起并推向一侧，在主动脉分叉处寻找骶正中动脉。

（九）解剖髂总动脉及其分支　在骶髂关节前方，寻找髂内、外动脉及其伴行静脉和周围的淋巴结。拨开髂外动脉末端的结缔组织，寻找其分支——腹壁下动脉和旋髂深动脉。髂内动脉及其周围的结构留待盆腔解剖。

三、剖查腹腔神经丛、腰交感干和腰淋巴干

（一）解剖腹腔神经丛

清除腹腔干根部的疏松结缔组织，可见一对形状不规则、比较坚硬的结构，为腹腔神经

节。右腹腔神经节常被下腔静脉所掩盖，推开清理之。清理时，应注意神经节的位置、形态和纤维联系。在胃左动脉旁，找出原在胃后壁处已清出的迷走神经后干及其发出的腹腔支和胃后支。在胸腔脊柱旁，用镊子提起内脏大神经，并向上轻轻牵拉，观察腹腔神经节是否随之活动；以同样方式，牵拉内脏小神经，以便找到主动脉肾节。

（二）解剖腰交感干

在脊柱与腰大肌之间找到腰交感干，探查其上、下的延续。左腰交感干与腹主动脉左缘相邻，其下端位于左髂总静脉的后面。右腰交感干的前面常为下腔静脉所覆盖，其下端位于右髂总静脉的后方。

（三）解剖乳糜池及其输入淋巴干

在腹主动脉上部两侧之腰淋巴结中寻找出以前解剖出的较大淋巴管，并将腹主动脉翻向左侧，沿淋巴管向上追查，在腹主动脉后方合成较大的淋巴干，即左、右腰干。在第 1 腰椎水平，左、右腰干合成囊状的乳糜池，向上追踪至主动脉裂孔处，找到与之相连的胸导管。然后，在腹腔干和肠系膜上动脉根部周围的淋巴结中，寻找较粗大的淋巴管，并沿之追向深部至其汇成较大的淋巴干，即肠干，并追至其注入乳糜池处。

【临床联系】

肾囊封闭及穿刺术的应用解剖要点

1. 在一般情况下，右肾低于左肾，女性低于男性，儿童低于成人。肾的位置正常情况下可由第 11 胸椎下部至第 3 腰椎上部。低位肾和肾下垂也时有可见。因此，穿刺进针部位选择应参考 X 线片。

2. 肾囊内充满脂肪，结构疏松，针进入肾囊时有落空感。肾位于膈肌下方，受呼吸的影响而上、下波动，因而穿刺针进入肾囊后可上、下波动。

3. 肾为实质性器官，表面有纤维囊覆盖，且富含血液。穿刺针进入肾囊后，继续前进，出现胶皮样阻力感，回抽有血液时，即表示已穿刺入肾。

【思考题】

1. 名词解释：（1）肾区；（2）腹膜后隙；（3）乳糜池。

2. 简答题

（1）根据肾的位置与毗邻关系，在肾切除术中要注意避免损伤哪些结构？

（2）作肾囊封闭及肾穿刺术时由浅入深需穿经哪些层次？

（3）两侧睾丸静脉回流方向有何不同？精索静脉曲张为何好发于左侧？

（谢宝华　任振峰　谷永善）

第七章　脊柱区（深层）

概　述

一、脊柱区的境界与分区

项区、胸背区、腰区、骶尾区。

二、脊柱区的表面解剖

1. 棘突　第 7 颈椎棘突较长，常作为辨认椎骨序数的标志，第 4 腰椎棘突平两侧髂嵴最高点。

2. 髂嵴和髂后上棘　两侧髂嵴最高点的连线平对第 4 腰椎棘突，两侧髂后上棘的连线平第 2 骶椎棘突。左、右髂后上棘与第 5 腰椎棘突和尾骨尖的连线，构成一菱形区。

3. 肩胛冈　两侧肩胛冈内侧端的连线，平第 3 胸椎棘突。

4. 肩胛骨下角　当上肢下垂时，两肩胛骨下角的连线平对第 7 胸椎棘突。

5. 竖脊肌　在棘突两侧可触及的纵行隆起。该肌外侧缘与第 12 肋的交角，称脊肋角。

【目的和要求】

1. 掌握脊柱区肌肉的层次。
2. 掌握脊神经后支的行程分布和临床意义。
3. 掌握椎动脉的走行分段和临床意义。
4. 掌握硬脊膜外隙、蛛网膜下隙的区别及临床意义。
5. 掌握脊髓的血液供应及其临床意义。
6. 掌握椎管壁的构成，椎管腔的形态、内容和临床意义。
7. 掌握脊髓节段与椎骨的对应关系。
8. 熟悉椎内静脉丛的组成与交通。熟悉椎间孔的境界及各部的特点。
9. 熟悉硬脊膜、蛛网膜、软脊膜的解剖特点。
10. 了解脊柱区的境界和分区，了解脊柱区的体表标志，了解脊柱区的皮肤、浅筋膜、深筋膜的特点，了解脊柱的组成和各部椎骨的结构特点，了解脊柱区深部的血管和神经配布。

【基本内容与学习要点】

一、脊柱区深层

1. 肌肉的层次

(1) 由浅至深大致分为四层：第一层有斜方肌、背阔肌和腹外斜肌后部；第二层有夹肌、肩胛提肌、菱形肌、上后锯肌、下后锯肌和腹内斜肌后部；第三层有竖脊肌和腹横肌后部；第四层有枕下肌、横突棘肌和横突间肌等。

(2) 肌肉围成的三角：(已在上肢解剖过)

1) 枕下三角 suboccipital triangle。

2) 听诊三角 triangle of auscultation 或肩胛旁三角。

3）腰上三角 superior lumbar triangle。

4）腰下三角 inferior lumbar triangle。

2. 深部血管和神经

（1）深部的血管：深部的动脉来源与浅部一致，另有椎动脉供血。项区主要由枕动脉、颈浅动脉、肩胛背动脉和椎动脉等供血。胸背区由肋间后动脉、胸背动脉和肩胛背动脉供血。腰区由腰动脉和肋下动脉供血。骶尾区由臀上、下动脉等供血。

椎动脉起自锁骨下动脉第1段，沿前斜角肌内侧上行，穿第6～1颈椎横突孔，继经枕下三角入颅。按其行程分为四段，第一段自起始处至穿第6颈椎横突孔以前；第二段穿经上6个颈椎横突孔；第三段经枕下三角入颅；第四段为颅内段。

脊柱区的深部静脉与动脉伴行。脊柱区的深静脉可通过椎静脉丛，与椎管内外、颅内以及盆部等处的深部静脉相交通。

（2）脊柱区的神经：脊神经后支呈明显的节段性分布，主要来自31对脊神经后支、副神经、胸背神经和肩胛背神经。

腰神经后支及其分出的后内侧支和后外侧支在各自的行程中，都分别经过骨纤维孔、骨纤维管或穿胸腰筋膜裂隙。

1）骨纤维孔：又称脊神经后支骨纤维孔，位于椎间孔的后外方，开口向后，与椎间孔的方向垂直。其上外侧界为横突间韧带的内侧缘，下界为下位椎骨横突的上缘，内侧界为下位椎骨上关节突的外侧缘。

2）骨纤维管：又称腰神经后内侧支骨纤维管，位于腰椎乳突与副突间的骨沟处，由四壁构成。前壁为乳突副突间沟，后壁为上关节突副突韧带，上壁为乳突，下壁为副突。管的前、上、下壁为骨质，后壁为韧带，故称为骨纤维管。

二、椎管及其内容物

（一）椎管及其内容物

由椎骨的椎孔、骶骨的骶管与椎骨之间的骨连结共同组成的骨纤维性管道，上经枕骨大孔与颅腔相通，下达骶管裂孔。其内容物有脊髓、脊髓被膜、马尾、脊神经根、血管、神经、淋巴及结缔组织等。

（二）椎管壁的构成

前壁由椎体后面、椎间盘后缘和后纵韧带构成；后壁为椎弓板、黄韧带 ligament flava和关节突关节；两侧壁为椎弓根和椎间孔。

（三）脊髓被膜与脊膜间隙

脊髓的被膜自外向内：硬脊膜、蛛网膜、软脊膜。

从外向内有三个间隙，即硬膜外隙、硬膜下隙和蛛网膜下隙。

硬膜外隙 epidural space 是位于椎管骨膜与硬脊膜之间的间隙，内有脂肪、椎内静脉丛、窦椎神经（脊神经的脊膜支）和淋巴管等，并有脊神经根及其伴行血管通过，正常呈负压。此隙上端起自枕骨大孔高度，下端终于骶管裂孔。此隙与颅内不相通。临床硬膜外麻醉即将药物注入此隙，以阻滞硬膜外隙内的脊神经根。

三、脊神经根与椎间孔和椎间盘

脊神经根出硬膜后借硬脊膜鞘紧密连于椎间孔周围，位置固定，而后穿出椎间孔，此段脊神经根在椎间孔处最易受压。椎间孔的上、下壁为椎弓根上、下切迹，前壁为椎间盘和椎体，后壁为关节突关节，故椎间盘位于脊神经根的前方。压迫脊神经根最常见的原因是椎间盘突出和骨质增生。

四、脊髓的血管

（一）动脉

来自椎动脉的脊髓前、后动脉和来自节段性动脉（如肋间后动脉等）的根动脉。在脊髓表面有连接脊髓前、后动脉，前、后根动脉和两条脊髓后动脉间的动脉血管，形成环状，称动脉冠，分支营养脊髓周边部。营养脊髓的动脉吻合，在胸 4 和腰 1 节常较缺乏，故此 2 段脊髓为乏血管区，易发生血液循环障碍。

（二）静脉

脊髓表面有 6 条纵行静脉，行于裂、沟内。静脉之间有许多交通支吻合，并注入椎内静脉丛。

五、脊髓节段与椎骨的对应关系

成人脊髓颈 1～4 节段与同序数椎体相对应；颈 5～8 和胸 1～4 节段与同序数椎体的上一个相对应；胸 5～8 节段与同序数椎体的上二个相对应；胸 9～12 节段与同序数椎体的上三个相对应；腰 1～5 节段与第 10～11 胸椎体相对应；所有骶和尾部脊髓节段与第 12 胸椎和第 1 腰椎体相对应。掌握脊髓节段与椎骨的对应关系，对临床测定麻醉平面和病变脊髓水平有实用意义。

【解剖操作及观察要点】

遗体标本取俯卧位，复习背部浅层已解剖过的结构：背浅肌、肌间三角。

一、背部深层解剖与观察

1. 观察解剖枕下三角

(1) 清理颈部斜方肌深面的头夹肌和头半棘肌。可在枕外隆凸旁开两指处，头半棘肌表面找到枕动脉及枕大神经的深部，较为粗大，易辨认。

(2) 解剖头夹肌：修洁头夹肌并观察，然后从肌的上缘用刀柄钝性分离，沿后正中线两侧纵行切断头夹肌，向外翻开。

(3) 显露并观察枕下三角：清理头半棘肌表面的筋膜，横向在上项线的附着处切断头半棘肌，注意保护枕大神经，把头半棘肌翻向下，仔细清理该肌深面的结缔组织（深筋膜），可见三条肌肉构成的三角区，称枕下三角。观察此三角的境界：内侧界是头后大直肌，外侧界是头上斜肌，下界是头下斜肌。查看三角的内容物：枕下神经，即第 1 颈神经后支，较细小，在三角内穿出，支配头后大、小直肌、头上斜肌和头下斜肌。在枕下神经附近用手触摸，辨认枕骨大孔下缘和寰椎后弓，两者间为寰枕后膜。在寰椎后弓上缘偏外侧用剪刀尖钝性分离，可找到横行向内走行的椎动脉，较粗大，位于枕下神经深面，穿寰枕后膜经枕骨大孔入颅。在寰椎后弓下缘可见到枕大神经（第 2 颈神经的后支）的起始段穿出，枕动脉与该神经伴行。

2. 观察解剖上、下后锯肌

人类上、下后锯肌已退化，均很薄，上后锯肌位于菱形肌的深面，起于下位两个颈椎棘突和上位二个胸椎棘突，止于第 2 至第 5 肋。下后锯肌位于背阔肌的深面，起自下位两个胸椎棘突和上位两个腰椎棘突，止于第 9 至 12 肋。先自两肌下缘伸手或器械至其深面钝性分离，再沿中线两旁纵行切断二肌，向外翻。

3. 剖查解剖竖脊肌

在上述两肌深面，继续清理剥离竖脊肌表面深筋膜，可见该肌粗壮有力，起于髂骨、腰椎棘突和胸腰筋膜，向上分别止于肋骨、椎骨棘突和横突以及颞骨乳突部，观察此肌的全貌，试着分辨它的三部：髂肋肌、最长肌和棘肌。

4. 解剖背深肌深层

在胸背部处，自骨面剥离竖脊肌在棘突和横突的附着点，将最长肌翻向外侧，棘肌翻向下方，显露深面的横突棘肌，该肌有三层肌纤维。横突棘肌浅层的部分为半棘肌，包括胸半棘肌、颈半棘肌、头半棘肌。横断部分胸半棘肌，观察深面的多裂肌，它斜跨2～4个椎骨。横断部分多裂肌，观察深面的回旋肌，仅斜跨1个椎骨。另外，可以试着观察棘间肌、横突间肌、提肋肌等。

二、椎管的解剖与观察

1. 清除软组织，观察椎骨　将标本腹部垫高，剖除椎骨和骶骨后面的肌和结缔组织，保留脊神经后支。观察整个脊柱后面的各部椎弓板、棘突的不同形态、棘间韧带、椎弓板及椎弓板之间的黄韧带。

2. 打开椎管　用专用椎管锯（二轮锯齿锯）沿棘突两旁2cm处将椎弓板锯断（锯切时切勿过深）。再在第2颈椎处和第5腰椎处用解剖刀横断椎弓间结构，取下椎弓板，便可见到深面的椎管。椎管内膜与硬脊膜之间称为硬膜外隙，内充满脂肪等结缔组织及穿行脂肪组织中的静脉丛，硬脊膜向下行至第2骶椎水平变成一条上粗下细的纤维束，穿入骶管，止于尾骨背面，称为终丝。在终丝周围有脊神经根围绕，称马尾。

3. 观察脊髓外形

（1）观察脊髓的三层被膜：沿硬脊膜后正中线做纵行切口，不要过深（刀尖刺透硬脊膜后有空洞感即可），将硬脊膜翻向两侧，见其深面有一层薄而透明、无血管的膜，称为蛛网膜，它与硬脊膜之间有潜在的间隙称硬膜下隙，内有脑脊液流动。但在尸体标本上因无脑脊液，故蛛网膜贴在软脊膜上。用镊子轻轻将蛛网膜提起切开，可进入蛛网膜下隙内。蛛网膜下隙下端扩大称为终池，它的下端止于第2骶椎水平。软脊膜与脊髓紧贴在一起，富有血管，不能将其与脊髓分离。

（2）观察脊髓的形态：脊髓呈稍扁的圆柱状，上端在枕骨孔处与延髓连接，下端平第1腰椎下缘水平（成人）。脊髓表面有不甚明显的六条纵沟①前正中裂：一条，内有一条营养脊髓的血管；②前外侧沟：一对，有脊神经前根附着；③后正中沟：内有一条营养脊髓的血管；④后外侧沟：一对，有脊神经后根附着。注意在每条脊神经后根上有一膨大部位称为脊神经节。观察脊髓的两个膨大：在第4颈椎至第2胸椎范围内脊髓明显膨大称为颈膨大。在第10胸椎至第1腰椎之间脊髓也出现膨大，称为腰骶膨大。腰骶膨大下部逐渐变细的部分称为脊髓圆锥。

注：脊髓前面的结构不易观察，可对照游离的脊髓标本。

（3）查看齿状韧带：在脊髓两侧前后根之间自软脊膜至硬脊膜有一片三角形薄膜，称为齿状韧带，是分界脊髓前后的标志。

（4）观察终丝及马尾：终丝的构成及位置已述。马尾是由腰骶部脊神经根向下穿相应的椎间孔或骶前后孔等，围绕在终丝的周围，呈马尾状而得名。

【临床联系】

一、马尾神经与腰椎穿刺的临床意义

成人脊髓最下端位于第1腰椎下缘以上，故一般在第3、4腰椎或第4、5腰椎的棘突间进针穿刺抽取脑脊液，是没有脊髓损伤的危险。这个平面穿刺针低于脊髓最下端，针尖周围仅有马尾神经（即脊神经的前根、后根和终丝），又因马尾神经游离于脑脊液中，似水中漂浮的水草，针刺一般也不会损伤马尾，所以腰椎穿刺是比较安全的。需要注意的是，儿童脊髓下端比成年人相对较低，新生儿最低可达第 3 腰椎平面，腰椎穿刺选择进针部位时需充分考虑到这一点，一般在第四、五腰椎的棘突间进针。

二、硬膜外隙与麻醉的临床联系

硬膜外隙：位于椎管骨膜与硬脊膜之间的窄隙，其内填有脂肪、椎内静脉丛和淋巴管，并有脊神经根及其伴行血管通过，呈负压（低于大气压）。此腔上端起自枕骨大孔高度，下端终于骶管裂孔，由于硬脊膜附于枕骨大孔边缘，故此腔不通颅内。临床硬膜外麻醉即将药物注入此腔，以阻滞脊神经根。穿刺针穿入此腔后因负压而有抽空感（可拔出穿刺针内的针栓，从针尾滴上生理盐水，见盐水滴不会滴落，反而会被大气压压入针尾内部来确认）。如果继续向深部穿刺，针尖穿入蛛网膜下隙时，因内部呈正压，拔出针栓，针尾可有脑脊液流出。或在针尾滴上生理盐水，观察盐水滴不会被吸入内部反而滴落下来，即可确认。

硬膜外腔被脊神经根划分为前、后二腔。前腔窄小，后腔较大，内有脂肪、静脉丛和脊神经根等结构。在中线上，前腔有疏松结缔组织连于硬脊膜与后纵韧带，后腔有纤维隔连于椎弓板与硬脊膜后面。这些结构以颈段和上胸段出现率高，且较致密，是导致硬膜外麻醉出现单侧麻醉或麻醉不全的解剖学因素。

三、椎静脉丛的临床意义

椎静脉丛：按部位分为椎内静脉丛和椎外静脉丛。椎内静脉丛密布于硬膜外腔内，上自枕骨大孔，下达骶骨尖端，贯穿椎管全长。椎外静脉丛位于脊柱外面，椎体前方、椎弓及其突起的后方，在寰椎与枕骨之间较为发达，称枕下静脉丛。两丛互相吻合交通，无瓣膜，收集脊柱、脊髓及邻近肌肉的静脉血，汇入椎静脉、肋间后静脉、腰静脉和骶外侧静脉。其向上与颅内的枕窦、乙状窦等交通，向下与盆腔等的静脉广泛吻合，因此，椎静脉丛是沟通上、下腔静脉系和颅内、外静脉的重要通道。当盆、腹、胸腔等部位的器官发生感染、肿瘤或寄生虫病时，可经椎静脉丛侵入颅内或其他远位器官。

四、齿状韧带

齿状韧带，为软脊膜向两侧伸出的三角形结构。呈冠状位，介于前、后根之间。其外侧缘形成一三角形齿尖，齿尖伸向外侧推顶脊髓蛛网膜而与硬脊膜相连。齿状韧带的附着部位不一，在颈段位于上、下两神经根穿硬脊膜间，胸部以下不很规则。据统计，齿状韧带每侧有 15～22 个。最上一对在第 1 颈神经根附近；最下一对可变动在第 11 胸神经至第 2 腰神经根之间，其附着处的下方常恒定地发出一细小的结缔组织纤维索，长 1.28～1.32cm，经后根前方向下止于第 1 腰神经穿硬脊膜处的附近，据此可作为辨认第 1 腰神经的标志。齿状韧带有维持脊髓正常位置的作用。

五、脊神经根与椎间孔和椎间盘的关系

脊神经根出硬膜后借硬脊膜鞘紧密连于椎间孔周围，位置固定，而后穿出椎间孔，此段脊神经根在椎间孔处最易受压。椎间孔的上、下壁为椎弓根上、下切迹，前壁为椎间盘和椎体，后壁为关节突关节，故椎间盘位于脊神经根的前方。压迫脊神经根最常见的原因是椎间盘突出和骨质增生。

椎间盘突出时，为了减轻受压脊神经根的刺激，患者常常处于强迫的脊柱侧凸体位。此时，脊柱侧凸的方向，取决于椎间盘突出的部位与受压脊神经根的关系。当椎间盘突出从内侧压迫脊神经根时，脊柱将弯向患侧；反之，从外侧压迫脊神经根时，脊柱将可能弯向健侧。有时，椎间盘突出患者会出现左右交替性脊柱侧凸现象，其原因可能是突出椎间盘组织的顶点正巧压迫脊神经根。

由于颈脊神经自相应序数的颈椎上方穿出，所以，当颈部椎间盘突出时，受压的颈脊神经序数应为突出的椎间盘序数加1。而腰脊神经根需在腰椎管内先下行一段才至相应序数的腰椎下方穿出，故当腰椎间盘突出时，受到压迫的是突出椎间盘序数的下1～2位的腰脊神经。

六、钩椎关节与临床

又称Luschka关节，第3～7颈椎椎体上面侧缘有明显向上的嵴样突起，称椎体钩；下面侧缘的相应部位有斜坡样的唇缘，两者参与组成钩椎关节。椎体钩的作用是限制上一椎体向两侧移位，增加椎体间的稳定性，并防止椎间盘向外后方脱出。钩椎关节不是恒定的典型滑膜关节，5岁以后随着颈段脊柱的运动而逐渐形成，是由直接连结向间接连结分化的结果。

钩椎关节的重要毗邻：后方为脊髓、脊膜支和椎体的血管；后外侧部构成椎间孔的前壁，邻接颈神经根；外侧有椎动、静脉和交感神经丛。随年龄增长，椎体钩常出现骨质增生，可能压迫脊神经或椎动、静脉，导致颈椎病。

【思考题】

1. 名词解释：（1）骨纤维孔和骨纤维管；（2）硬膜外隙。

2. 简答题

（1）简述椎间孔与脊神经根的位置关系及临床意义。

（2）试述椎管的构成及内容物。

（3）腰穿时，如何确定进针部位？需经过哪些层次才可到达蛛网膜下隙？

（王崇峰　袁茂运　张　清）

第八章 盆部与会阴

概 述

一、境界与分区

盆部 pelvis 以骨盆做支架，内有盆壁肌及其筋膜，骨盆下口有盆底肌及其筋膜封闭。

会阴 perineum 是指盆膈以下封闭骨盆下口的全部软组织，亦即广义的会阴。经两侧坐骨结节之间的假想连线将会阴分为尿生殖区 urogenital region 和肛区 anal region。狭义的会阴在男性系指阴囊根与肛门之间的软组织，在女性是指阴道前庭后端与肛门之间的软组织，又称为产科会阴。

二、表面解剖

耻骨联合上缘、耻骨嵴、耻骨结节、耻骨弓、坐骨结节、尾骨尖。

第一节 盆部

【目的和要求】

1. 掌握盆内脏器的配布与腹膜的关系及临床意义。
2. 掌握膀胱的位置毗邻及与腹膜的关系。
3. 掌握输尿管盆段的行程毗邻。
4. 掌握前列腺的位置和毗邻。
5. 掌握子宫的位置毗邻、固定装置及子宫动脉的行程与输尿管的位置关系。
6. 掌握卵巢、输卵管的位置及其与子宫阔韧带的关系。
7. 掌握直肠的形态、结构、位置、毗邻。
8. 熟悉直肠动脉、静脉、淋巴的配布特点和引流规律。
9. 了解盆部和会阴部的境界和分区和体表标志，了解膀胱动脉的来源，了解子宫的淋巴回流，了解卵巢与输卵管的血液供应和淋巴回流，了解阴道的位置和毗邻，了解女性尿道外口和阴道口的位置关系，了解直肠的神经支配特点。

【基本内容与学习要点】

一、骨盆整体观

界线将骨盆分为前上方的大骨盆和后下方的小骨盆。

大骨盆又称假骨盆，主要由髂翼围成，属腹腔的一部分。

小骨盆即真骨盆，上界为骨盆上口（即界线），下界为骨盆下口（即会阴的菱形周界）。骨盆上、下口之间的腔为骨盆腔。

二、盆壁肌

覆盖骨性盆壁内面的肌有闭孔内肌和梨状肌。

三、盆底肌与盆膈

盆底肌由肛提肌和尾骨肌组成。两块扁肌及覆盖其上，下表面的筋膜构成盆膈 pelvic diaphragm。其上表面的筋膜称为盆膈上筋膜，下表面的筋膜称为盆膈下筋膜。

盆膈封闭骨盆下口的大部分，仅在其前方两侧肛提肌的前内侧缘之间留有一狭窄裂隙，称盆膈裂孔，由下方的尿生殖膈封闭。

四、盆筋膜 pelvic fascia

1. 盆壁筋膜　闭孔筋膜、梨状肌筋膜、骶前筋膜、盆膈上筋膜、盆膈下筋膜。

2. 盆脏筋膜　耻骨前列腺韧带（或耻骨膀胱韧带）、直肠膀胱膈、直肠阴道隔、尿道阴道隔。

五、盆筋膜间隙

1. 耻骨后隙 retropubic space（膀胱前隙）　膀胱、子宫等器官腹膜外手术的必经通路。

2. 骨盆直肠间隙 pelvirectal space　借直肠侧韧带分为前外侧部与后部，其后部又常称为直肠后隙 retrorectal space（骶前间隙），通腹膜后隙。

六、盆部的血管、淋巴和神经（见彩图 6）

（一）动脉

盆部的动脉主干是髂内动脉 internal iliac artery，一般在坐骨大孔（或梨状肌）上缘先分成前、后两干。

1. 后干　较短，分支有：髂腰动脉、骶外侧动脉、臀上动脉。

2. 前干　发出壁支：闭孔动脉和臀下动脉。脏支：脐动脉及由其发出的膀胱上动脉、膀胱下动脉、直肠下动脉、子宫动脉、阴部内动脉。

尚有来自腹主动脉末端的骶正中动脉；肠系膜下动脉的终末支——直肠上动脉；以及来自腹主动脉、经腹后壁下降、走在卵巢悬韧带（骨盆漏斗韧带）内入盆的卵巢动脉（男性为睾丸动脉）。

（二）静脉

直肠的静脉间吻合丰富，形成两个互相间有吻合的静脉丛：直肠上静脉丛位于齿状线以上的黏膜下层内，直肠下静脉丛位于肛管皮肤的深层。

子宫静脉在子宫阔韧带内，子宫颈和阴道两侧形成子宫阴道静脉丛，它与膀胱和直肠静脉丛广泛交通。

（三）淋巴

髂总淋巴结收纳髂内、外淋巴结、骶淋巴结输入的淋巴液。

（四）神经

1. 骶丛 sacral plexus　略呈三角形，在梨状肌的前方。由骶丛的背面及盆面还发出许多分支：

（1）由骶丛根发出的分支

1）肌支：到梨状肌、肛提肌及尾骨肌。

2）盆内脏神经 pelvic splanchnic nerve：为随第 2、3、4 骶神经的前支出来的副交感纤维，参加盆丛，支配盆内脏器。

（2）由骶丛盆面发出的分支至闭孔内肌和股方肌。

（3）由骶丛向背面发出的分支有：①臀上神经；②臀下神经；③股后皮神经。

尾丛由第 4 骶神经前支的小部分及第 5 骶神经、尾神经前支合成，发出分支分布到尾骨附近的皮肤。

2. 闭孔神经 obturator nerve 起自腰丛，自腰大肌内侧缘下行入盆，沿盆侧壁在闭孔血管的上方向前，穿闭膜管至股部。

3. 自主神经

（1）盆部交感系的来源主要有盆部交感干和上腹下丛。

（2）盆部副交感神经：中枢位于脊髓第二、三、四骶节内，节前纤维随相应的骶神经出骶前孔，构成盆内脏神经。

七、盆腔脏器与腹膜

（一）盆腔脏器的位置安排

经小骨盆上缘进入盆部的血管及管道，由后方的脊柱沿两侧的盆缘向前的排列，依次为：

1. 骶正中动脉　发自腹主动脉末端的后壁。其上端表面有上腹下丛覆盖。

2. 肠系膜下动脉　经乙状结肠系膜根的深面入盆，延续为终支——直肠上动脉。

3. 交感干　腰交感干自腹后壁腰大肌内侧缘下行，穿髂总动、静脉的深面入盆，延续为盆部交感干，继沿骶前孔内侧下降，在尾骨前会合成奇神经节。

4. 左、右髂内动、静脉　髂总动脉在骶髂关节处分为髂内、外动脉。髂外动脉位于腰大肌内缘侧，沿小骨盆边缘向前经腹股沟韧带深面至股部；而髂内动脉则于骶髂关节处入盆，同名静脉伴行。

5. 输尿管　在小骨盆入口处，左侧输尿管在乙状结肠系膜根处，跨过左髂总动脉末段的前方，右侧输尿管跨过右髂外动脉起始部的前方入盆。

6. 卵巢动、静脉 自腹后壁下降至小骨盆缘，在输尿管的前方约 1cm 处，经卵巢悬韧带入盆（男性为睾丸动、静脉：自腹后壁下降经腹股沟管至睾丸，不进入小骨盆）。

7. 输精管（女性为子宫圆韧带）　穿腹股沟管腹环，跨小骨盆上缘入盆。

（二）盆腔腹膜的配布

在女性盆部，膀胱子宫陷凹较浅，直肠子宫陷凹较深，是女性腹膜腔的最低点。

在男性盆部，直肠膀胱陷凹为腹膜腔的最低点。

（三）盆腔脏器

盆部脏器位置分布一般规律为：前为泌尿系统器官，后为消化系统器官，中间部分为生殖系统器官。譬如，在男性盆腔，前为膀胱，后为直肠，两者之间为输精管壶腹、精囊和膀胱下方的前列腺。在女性盆腔内膀胱与直肠之间为子宫、输卵管和卵巢。

直肠：后方——骶骨、尾骨、梨状肌；

前方（男）——上：膀胱底上部、精囊；

下：膀胱底下部、前列腺、精囊、输精管壶腹、输尿管；

（女）——上：子宫颈，阴道穹后部；

下：阴道后壁；

膀胱：前——耻骨联合

后（男）——上：直肠；

下：精囊、输精管壶腹、膀胱颈（下：男-前列腺；女-尿生殖膈）；

后（女）——子宫颈、阴道前壁。

1. 直肠 rectum　位置与毗邻（参见前述）

（1）直肠动脉：①直肠上动脉；②直肠下动脉；③肛（门）动脉。

(2) 直肠的静脉间吻合丰富，是门腔静脉吻合之一。

1) 直肠上静脉丛位于齿状线 dentate line 以上的黏膜下层内，汇入直肠上静脉。

2) 直肠下静脉丛位于肛管皮肤的深层，汇入直肠下静脉；或通过肛（门）静脉经阴部内静脉回流。

(3) 直肠的淋巴回流：以齿状线为界分上下两组。

上组的引流：①大部分淋巴管沿直肠上血管向上至肠系膜下淋巴结；②向两侧，沿直肠下血管汇入髂内淋巴结；③向下穿肛提肌与坐骨直肠窝内淋巴丛相通，入髂内淋巴结；④向后入骶淋巴结。

下组引流肛管及其周围的淋巴管，经会阴入腹股沟浅淋巴结。上、下两组淋巴通过吻合支相通。

(4) 直肠的神经：齿状线以上为交感和副交感神经，即由肠系膜下丛的分支随直肠上动脉及盆丛随直肠下动脉至直肠。齿状线以下为来自躯体性的阴部神经的分支。

2. 膀胱 urinary bladder　位置与毗邻（参见前述）

(1) 膀胱的血管：膀胱的动脉主要来自膀胱上、下动脉；膀胱静脉汇入围绕膀胱颈之静脉丛而入髂内静脉。

(2) 膀胱的淋巴回流：成为两个网状丛，分别位于肌壁之内与腹膜深面，其输出管入髂内淋巴结。膀胱颈的淋巴管可入骶淋巴结。

(3) 膀胱的神经支配：膀胱的神经支配来自盆丛。

3. 输尿管盆部与壁内部

在小骨盆入口处，左侧输尿管在乙状结肠系膜根处，跨过左髂总动脉末段的前方，右侧输尿管跨过右髂外动脉起始部的前方入盆。女性在子宫颈外侧 2cm 处，前有子宫动脉深面由后上向前下，呈锐角交叉斜下穿行至前方膀胱底处。男性前有输精管越过。

4. 子宫 uterus　位置与毗邻（参见前述）

(1) 子宫的血管：子宫动脉从髂内动脉发出，经盆侧壁向前内下行至阔韧带基部双层腹膜内，在子宫主韧带的上方至子宫颈的两侧，在距子宫颈 2cm 处跨过输尿管前上方，继而沿子宫侧缘分别向上、向下行走，分布于子宫、卵巢、输卵管及阴道。

子宫静脉在子宫阔韧带内，子宫颈和阴道两侧形成子宫阴道静脉丛，它与膀胱和直肠静脉丛广泛交通。

(2) 子宫的淋巴回流：分为两部分：

1) 子宫底及子宫体上部的淋巴管主要伴随卵巢动脉至腹主动脉周围的腹主动脉淋巴结（又称腰淋巴结）。子宫底部的淋巴管常沿子宫圆韧带走向腹股沟淋巴结。

2) 子宫体下部和子宫颈的淋巴管，沿子宫动脉走向髂内、外动脉周围的髂内淋巴结和髂外淋巴结，小部分走向骶骨前面的骶淋巴结。

(3) 子宫的神经支配：支配子宫的神经是盆丛的纤维，经髂内动脉的分支至子宫两旁，形成子宫阴道丛。丛内含有神经纤维及神经节，神经节的数目不定，副交感神经节前纤维在此换元后支配该器官。

(4) 子宫的固定装置：①子宫阔韧带；②子宫主韧带；③子宫圆韧带；④骶子宫韧带。

【解剖操作及观察要点】

一、盆部结构的内面观

1. 盆部脏器位置及一般观察

（1）盆部脏器位置分布一般规律为：前为泌尿系统器官，后为消化系统器官，中间部分为生殖系统器官。

（2）男性盆腔：在男性盆腔，前为膀胱，后为直肠，两者之间为输精管壶腹、精囊和膀胱下方的前列腺。膀胱后方，男性为直肠，腹膜从膀胱底部延伸到直肠，两者之间形成膀胱直肠陷凹。该陷凹两侧为弧形的腹膜皱襞，即直肠膀胱襞，起自膀胱底部，向两侧伸展，环抱直肠，附着于第三骶椎的前面。

（3）女性盆腔：在女性盆腔内膀胱与直肠之间为子宫、输卵管和卵巢。膀胱与直肠之间为子宫。

1）观察子宫的形态：为一倒置梨形，并分为三部分：子宫底、子宫体、子宫颈。子宫底为两侧输卵管进入子宫处以上的部分，向下为子宫体，子宫体下方略细，称子宫峡。子宫峡以下的部分为子宫颈。子宫颈又分为两部分：其下部被阴道前、后壁包绕，称为子宫颈阴道部；阴道以上，子宫峡以下的部分为子宫颈阴道上部（待正中锯开骨盆后观察）。

2）观察子宫阔韧带及其包裹的输卵管、卵巢：在子宫的两侧可见双层腹膜皱襞连至盆腔侧壁，称为子宫阔韧带。

①韧带的前后两层在输卵管的上方互相延续移行，将输卵管包于其中，故输卵管为腹膜内位器官。输卵管外侧端呈漏斗形，中央有一直径1～2mm的小孔，称为输卵管腹腔口，此口向外朝向腹膜腔。漏斗部周围有许多指状突起，称输卵管伞，其中最长的一条连至卵巢，称为卵巢伞。

②从子宫阔韧带的后面可观察到被阔韧带后层包裹隆起的卵巢。其上端与输卵管漏斗部相接触，称为输卵管端。该端和输卵管漏斗与盆腔侧壁之间的腹膜皱襞称为卵巢悬韧带。内含卵巢的血管、神经和淋巴。卵巢下端名为子宫端，借助卵巢固有韧带，连于子宫与输卵管结合处的后下方。此韧带在阔韧带后层表面可见到被突起的腹膜皱襞所覆盖。卵巢后缘游离，前缘有阔韧带后层构成的系膜，称卵巢系膜。

③在阔韧带前、后两层之间，可见到子宫圆韧带起自子宫底前下方，向前外走行，进入腹股沟管深环，穿腹股沟管和腹股沟浅环，止于大阴唇皮下，使子宫保持前倾前屈姿势。

④观察整个女性盆腔的腹膜：可见腹膜从腹前壁向下移行至膀胱顶，至子宫颈、体交界处返折至子宫前面，并向两侧伸展形成阔韧带的前层，在盆侧壁移行于腹膜壁层。阔韧带的前层在子宫底及输卵管表面返折包绕输卵管及子宫底后，向下包被子宫及阴道上部的后面而移行为阔韧带的后层。并由此返折向后上，移行于直肠表面及两侧的盆壁腹膜。腹膜在脏器间返折移行处形成腹膜陷凹，如子宫与膀胱之间的膀胱子宫陷凹，直肠与子宫之间的直肠子宫陷凹。在直肠子宫陷凹两侧见有弓形的腹膜皱襞。该皱襞起自子宫颈体交界处，向后绕过直肠和骶骨，称直肠子宫襞，此襞内有由平滑肌和结缔组织构成的子宫骶韧带。此韧带牵引子宫颈向后，使子宫保持前倾前屈位。

2. 剖查并观察出入小骨盆口的结构

从耻骨联合上缘处将腹膜掀开，从前向后可见到如下出入小骨盆上口的结构：

（1）输精管（子宫圆韧带）：在男性盆腔，位于腹壁下动脉的外侧，可见输精管从腹股沟管深环穿出，斜行跨过小骨盆上口边缘的髂外动、静脉入盆，向内越过脐动脉至膀胱底（纵行锯开骨盆后再操作）。在女性盆腔，为子宫圆韧带，跨过小骨盆缘，进入腹股沟管深环。输精管和子宫圆韧带均在输尿管前方越过与之交叉。

（2）卵巢动、静脉：将卵巢悬韧带表面的腹膜轻轻剥开，分离找出卵巢动、静脉。它们从腹后壁下降至骶髂关节处，在输尿管的前外侧跨过髂外动、静脉，贴盆侧壁穿入卵巢悬韧带，走向卵巢。

(3) 髂血管及髂淋巴结：将盆后壁腹膜拉开，沿髂总动、静脉向下追踪至骶髂关节处，见髂总动、静脉分为髂内、外动、静脉。并见到沿这些血管分布的髂总淋巴结和髂内、外淋巴结。髂外动脉位于腰大肌的前内侧，沿小骨盆缘向前，经腹股沟韧带的深面至股部。髂内动脉在骶髂关节处进入盆内。髂内、外动、静脉的位置关系是，髂外静脉位于髂内、外动脉之间，而髂内静脉则位于髂内动脉的后内侧。

(4) 输尿管：在腹膜后隙中，找出输尿管并向下追踪，见两侧输尿管在入小骨盆口处所跨越不同结构入盆。右输尿管跨过右髂外动脉的起始部，左输尿管位于乙状结肠系膜根的深面，跨左髂总动脉末端的前方入盆。

(5) 直肠上动脉：在乙状结肠系膜根内找到肠系膜下动脉，见其经系膜两层之间下降入盆，至直肠上端后面分为左、右两支，称为直肠上动脉（锯开骨盆后解剖）。

(6) 腰交感干：在腹后壁腰大肌的内侧找出腰交感干，追踪向下，见其经髂总动、静脉的深面下行入盆，延续为骶交感干，并沿骶前孔内侧下降。

(7) 腹主动脉丛（上腹下丛）及骶正中动脉：在腹后壁找出腹主动脉表面的腹主动脉丛，该丛向下延至腹主动脉末端，两髂总动脉之间入盆，称之为上腹下丛。用镊子尖轻轻剥离结缔组织可见到细小纤维交织即是。在上腹下丛的深面找出发自腹主动脉末端后壁上的骶正中动脉，经左髂总静脉的深面跨第 5 腰椎的前方入盆，终于骶尾部。

(8) 闭孔神经：闭孔神经自腰丛发出后，于腰大肌内侧缘穿出，沿小骨盆侧壁、髂内动脉的后方前行，穿闭膜管出小骨盆，支配大腿内收肌群。

(9) 腰骶干：腰骶干由第 4 腰神经前支的一部分和第 5 腰神经前支合成，沿腰大肌内侧下行入盆，在髂内动脉后方加入骶丛。

二、盆部正中矢状切面观察与解剖

1. 离断骨盆

在耻骨联合上缘，将小肠翻向上方，暴露腹后壁，标记第 3、4 腰椎。在右髂窝，分离开结肠，连同盲肠阑尾翻向上方。在左髂窝，从小骨盆上口处，由下而上，挤压乙状结肠内容移至左髂嵴上方处以麻绳或线绳结扎。从结扎处由上而下再行挤压乙状结肠残存内容物至第 5 腰椎水平处结扎。后在两结扎处中份切断乙状结肠。将切断后的乙状结肠近侧端翻向上方。在第 3、4 腰椎椎间盘高度先行剪断进入盆部的血管、神经、输尿管、肌肉等结构，后用钢锯切断椎间盘和诸肌肉，将腹部与盆部分离。再经耻骨联合正中线与第 4 腰椎正中矢状线纵行切开骨盆。将左、右侧半骨盆中直肠内容物用水冲洗干净，用棉布拭干，再行操作和观察（以上操作可由实验准备老师代为处理）。

2. 探查腹膜与盆膈的关系及盆筋膜

从盆部正中矢状切面上能清楚地观察到腹膜覆盖脏器的情况。在女性盆部，膀胱子宫陷凹较浅，直肠子宫陷凹较深，是腹膜腔最低的部位。在男性盆部，直肠膀胱陷凹更为清晰可见。

将腹膜自盆侧壁进一步向内揭开，并用手指探入腹膜下间隙内，可见盆部腹膜与盆膈之间有大量的脂肪结缔组织，称为盆筋膜脏层，覆盖于脏器表面，脏器的大部分血管、神经均行于此间隙内。盆内脂肪结缔组织贴于盆侧壁时，可形成较致密的膜性层，称为盆筋膜壁层，该层盖于闭孔内肌表面称为闭孔内肌筋膜，盖于梨状肌表面称为梨状肌筋膜。盆壁筋膜延续至盆底肌上面，称为盆膈上筋膜。并在耻骨盆面至坐骨棘之间形成肛提肌键弓供肌肉和筋膜附着。

3. 剖查盆部脏器

(1) 膀胱的结构及毗邻

在矢状切面观察膀胱内腔的黏膜层，空虚时膀胱黏膜呈许多皱襞，在膀胱底部有一较光滑的三角区，即膀胱三角。细心寻找在三角的外上角的输尿管开口，三角的尖为尿道内口。将膀胱尖从耻骨联合后方拉开，在膀胱与耻骨联合之间有非常疏松的结缔组织，略含脂肪，此处称为耻骨后隙，又名膀胱前隙。用手指探摸此间隙至耻骨联合下缘时，可触及较硬的纤维，此为连接膀胱颈至耻骨联合下缘的耻骨前列腺韧带，左、右各一。在两侧韧带之间有阴茎背静脉（女性为阴蒂背静脉）通过。此静脉与阴部内静脉和膀胱静脉丛相连。继续沿此间隙向后外侧伸入，可将膀胱与盆侧壁分离，同时进一步将腹膜向内掀起，可见膀胱后外侧近盆底处有一呈冠状位的纤维隔，称为膀胱侧韧带，此韧带构成耻骨后隙的后界。用镊子稍加分离，将膀胱下动、静脉，神经和输尿管显露出来。在盆缘内侧找到脐动脉，并分出 1～2 支膀胱上动脉至膀胱外上壁，沿此动脉可向后追踪到脐动脉，脐动脉起自髂内动脉，将膀胱拉向内侧，可见其上壁的外侧有较多的网状静脉丛。在膀胱底的外上角处，有输尿管穿入膀胱壁内。

在男性盆部，经输尿管前上方有输精管跨过，至膀胱后面膨大形成输精管壶腹。输精管壶腹的外侧是精囊。将二者一起拉向后下，可见到输精管与精囊腺排泄管合并形成射精管（长约 1.5～2cm）向前下方穿入前列腺。前列腺呈栗子形，在矢状面上可见其在膀胱颈下方，包绕尿道的第一段——前列腺部。前列腺的底与膀胱颈相邻，其尖位于尿生殖膈上面。

(2) 子宫、阴道结构及毗邻

正中矢状切面上，子宫的形态、位置及前倾前屈的姿势清晰可见。子宫平滑肌肥厚。子宫体腔呈缝隙状，子宫颈管则呈纺锤形。子宫颈管向上通向子宫体腔，向下通阴道，通向阴道的口，称为子宫口，未产妇的子宫口呈圆形，经产妇的子宫口呈裂隙状。子宫口的前部称前唇，后部称后唇。子宫体腔黏膜平滑，子宫颈管的前后壁可见棕榈襞。阴道上端附着于子宫颈周围，下端开口于阴道前庭的后部，称阴道口，其前方为尿道外口。阴道分为前壁和后壁，前壁约 5～7cm，后壁约 7～9cm，前、后壁的上端围绕子宫颈周围的腔隙称为阴道穹，前壁与子宫颈之间较浅的腔隙称阴道前穹，阴道后壁与子宫颈之间的较深腔隙称为阴道后穹，其后上方毗邻直肠子宫陷凹。

在解剖子宫动脉时，见其从盆腔侧壁横行至子宫颈两侧，在阔韧带内沿子宫侧缘迂曲向上，至子宫底处弯向两侧输卵管下方至卵巢，并分支供应子宫、输卵管及卵巢。在子宫颈外侧 2cm 处，输尿管从子宫动脉深面由后上向前下，呈锐角交叉斜下穿行至前方膀胱底处。

在阔韧带的基底部，子宫动脉的下方，子宫颈周围结缔组织更为密集增厚，延伸至盆侧壁，称为子宫主韧带，为防止子宫下垂的主要韧带。

(3) 直肠结构及毗邻

在正中矢状切面上观察，第三骶椎以上为乙状结肠，以下为直肠，下行穿过盆膈终于肛门。直肠的两个弯曲明显，直肠骶曲与骶尾骨的曲度一致，凸向后。向后凸的最凸点距肛门约 7～9cm；直肠会阴曲绕过尾骨尖转向后下方，凸向前，其向前最凸点距肛门约 3～5cm。直肠内一般有 3 个横襞，称为直肠横襞。

在女性盆部，可用手指伸入直肠内，向前触及阴道、子宫颈及子宫，向两侧可触及输卵管及卵巢。

在男性盆部，向前可触及膀胱后面的输精管壶腹、精囊、前列腺等，为临床肛门指诊积累感性认识。

直肠末端肛管的观察，辨认肛柱、肛瓣、肛窦、齿状线、痔环及白线，并回顾齿状线以上和以下的形态结构的不同特征。

（4）盆部间隙

前面探查过的耻骨后隙（即膀胱前间隙），继续探查骨盆直肠隙（即直肠前间隙）和直肠后间隙。直肠前间隙位于腹膜与盆膈之间，该间隙的后界为直肠和呈冠状位的直肠侧韧带，为盆脏筋膜所构成，内含直肠下动、静脉和神经等。在女性，前界为子宫颈下部、阴道上部及前方两侧的膀胱侧韧带；在男性，前界为膀胱、前列腺及膀胱侧韧带。将直肠下段拉向前方，可见直肠与骶前筋膜之间有一疏松结缔组织的间隙，称为直肠后间隙。在直肠后间隙找出直肠上动脉及骶丛。在骶骨前面寻找骶前静脉丛、骶交感干和奇神经节。

4. 剖查盆壁血管神经

自盆侧壁近闭孔处，寻找自上而下排列的闭孔神经、动脉和静脉；再查找闭孔动脉的前端发出的耻骨支，该支可与腹壁下动脉的耻骨支相吻合。如耻骨支粗于闭孔动脉，一般视为异常闭孔动脉。此动脉位于腔隙韧带（陷窝韧带）内面，临床在做股疝修补术而切开腔隙韧带时应注意此变异动脉，以免损伤此动脉引起大出血。

（1）清理和辨认髂内动脉的其他分支

1）髂腰动脉：常起于髂内动脉的近端，行于腰大肌深面向外至髂窝，分布于腰大肌和髂肌。

2）骶外侧动脉：沿骶前孔内侧下行至直肠后和两侧。

3）臀上动脉：粗大、起于髂内动脉后干，穿梨状肌上孔出坐骨大孔，分布于臀肌。

4）臀下动脉：粗大、起于髂内动脉前干，穿梨状肌下孔出坐骨大孔，供应臀大肌。

5）阴部内动脉：起于髂内动脉前干，略细，有时与臀下动脉共干，该动脉先穿梨状肌下孔，后入坐骨小孔进入坐骨直肠窝，分布于肛门和会阴部。

6）直肠下动脉：起于髂内动脉前干，行于直肠侧韧带内分布于直肠。

（2）清理骶丛及其分布

观察及清理髂内动脉各分支后，结扎并去除与其伴行的静脉。在盆腔后壁，梨状肌前方，找出骶丛，呈三角形扁带状。三角形的尖向外出梨状肌下孔即为坐骨神经，是骶丛最大的神经，也是全身最长最大的神经，骶丛的其他分支走行见下肢的臀部解剖操作。

【临床联系】

一、盆腔腹膜的应用解剖

膀胱空虚时一般不超过耻骨联合上缘（骨盆上口），仅在膀胱上面有腹膜，为腹膜外位器官。充盈时，可不同程度地超过耻骨联合上缘，此时腹膜被迫随膀胱上移，膀胱三面为腹膜包绕，成为腹膜间位器官。当临床上需作膀胱手术或行膀胱穿刺造瘘时，可利用这一特点在耻骨联合上缘进行，由于不经过腹膜及腹膜腔，从而不会发生腹膜炎、肠粘连等开腹手术常见的并发症。

二、直肠子宫陷凹的临床应用

在妇产科，若疑病人有宫外孕输卵管动脉破裂造成的腹膜腔出血时，可在阴道后穹处向后上做诊断性穿刺，针尖刺入直肠子宫陷凹这一女性腹膜腔最低点，回抽出的液体若为血性液体，放置于试管中15分钟不凝固（腹膜的去纤维化作用），则可判定为腹膜腔出血。

三、子宫动脉的临床解剖

子宫动脉从髂内动脉发出，经盆侧壁向前内下行于子宫阔韧带基部双层腹膜内，经子宫主韧带的上方至子宫颈的两侧，再沿子宫侧缘迂曲向上，至子宫底处弯向两侧输卵管下方至卵巢，并分支供应子宫、输卵管及卵巢。在子宫颈外侧2cm处，动脉跨过输尿管前上方，见输尿管从子宫动脉深面由后上向前下，呈锐角交叉，斜向内下穿行至前方膀胱底处，两者关系可以“桥下流水”来形象记忆。

子宫动脉越过输尿管的前上方处，为子宫切除术中应特别注意的地方。在进行需要结扎子宫动脉的妇产科手术过程中，如子宫全切术时，应特别注意隔着子宫阔韧带的双层腹膜触摸，一定要摸清确认其内只有子宫动脉方可结扎切断。结扎子宫动脉时应注意勿伤及其下方的输尿管，譬如注意针尖切勿向后勾绕过多，以防刺破输尿管管壁而引起输尿管瘘。

四、盆筋膜及其间隙的临床联系

盆筋膜在血管和神经通过处，不但构成一些能通过的开口，而且与之相结合，形成脏器侧韧带或血管神经鞘，这点对盆腔脓液的蔓延有很大的临床意义。譬如骨盆直肠间隙内充满结缔组织，容积很大。如有脓肿，若不及时引流，可以穿入直肠、膀胱或阴道，也可穿破肛提肌，进入坐骨直肠窝。直肠后间隙，上方与腹膜后间隙相通，如发生感染，可向腹膜后间隙扩散。

盆壁筋膜被盖在骶骨前方及骶前静脉丛表面的，称骶前筋膜。在临床上作直肠切除术，分离直肠后方时，应注意勿损伤骶前筋膜，以免引起骶前静脉丛的破裂，而产生难以控制的出血。

当耻骨骨折时，耻骨后间隙内可发生血肿；如膀胱前壁或尿道前列腺部损伤，尿液可渗入此间隙。当此间隙有积液需作引流时，可经腹壁作耻骨上正中切口到达此间隙。

前列腺表面被盆筋膜脏层构成的前列腺鞘包被，鞘内有大量静脉丛，前列腺手术时，勿伤及静脉丛，以免出血过多。

【思考题】

1. 名词解释：（1）耻骨后隙；（2）直肠后隙；（3）齿状线。

2. 简答题

（1）简述直肠的毗邻及其临床意义。

（2）简述子宫的位置、毗邻、固定装置。

（3）简述子宫动脉的行程与输尿管的位置关系。

（4）说明盆膈与尿生殖膈的定义。

第二节　会阴

【目的和要求】

1. 掌握会阴的概念、境界及层次结构。
2. 掌握肛门外括约肌对肛门直肠环形成的重要性。
3. 掌握会阴筋膜的分布概况、分层和盆膈的构成。
4. 掌握坐骨直肠窝的结构内容及临床意义。
5. 掌握尿生殖膈会阴浅深隙的形成与尿道破裂时尿外渗的解剖关系。

6. 掌握会阴部结构的层次和血管神经的来源走行与分布。

7. 掌握会阴中心腱的形成和意义。

8. 掌握阴囊层次及其与腹壁和会阴筋膜的移行关系。

9. 掌握睾丸固有鞘膜的层次和鞘膜积液的关系。

10. 掌握男性尿道的形态和结构特点。

11. 掌握精索的组成和行程。

12. 熟悉阴茎的神经支配和淋巴回流，熟悉阴茎包皮的结构特点和临床意义。

13. 了解肛门三角区的皮肤和皮下组织特点，了解会阴浅中深三层筋膜的分布概况，了解女性尿生殖三角区的结构。

【基本内容及学习要点】

一、肛门三角（肛区）

肛门三角处皮下脂肪较多。其中最主要的结构为肛管及坐骨直肠窝。

（一）肛管

1. 肛门内括约肌，属不随意肌，协助排便。

2. 肛门外括约肌为围绕肛管下端的环形横纹肌，可随意控制。按其所在部位的深浅可分为三部分：皮下部 、浅部、深部。

3. 肛管直肠环：由肛提肌的耻骨直肠肌（puborectalis muscle）、肛门外括约肌深浅两部、围绕直肠的纵行肌、肛门内括约肌在肛管直肠交界处联合形成的一个肌性环。此环成袢状绕直肠的两侧及后方，在肛指检查时从后方容易摸出。此环是括约肛管最重要的部分，如手术时不慎切断，即引起大便失禁。

（二）坐骨直肠窝 ischiorectal fossa ·

位于肛提肌下方、肛管的两侧，为成对的锥体形腔隙。

境界：窝尖向上为盆膈下筋膜与闭孔内肌筋膜之交接处；窝底向下为肛门三角区的皮肤及浅筋膜，内侧壁为肛提肌和肛门外括约肌，外侧壁为坐骨结节、闭孔内肌及其筋膜，前壁为尿生殖膈，后壁为臀大肌和骶结节韧带。

内容物：窝内充满大量脂肪，排便时可允许肛管充分扩张。通过的血管神经有：阴部神经及阴部内动、静脉位于窝外侧壁的阴部管内，它们在管内先分出肛神经、肛动脉，出管后由外向内横过此窝，分布到肛管及肛门周围的皮肤。

阴部管（Alcock 管）：在坐骨直肠窝的外侧壁上，坐骨结节的上方 3～4cm 处，闭孔内肌筋膜分裂成两层，构成阴部管。其中通过阴部内血管和阴部神经。

二、尿生殖三角

（一）会阴部筋膜及筋膜间隙

1. 会阴部筋膜除皮下浅筋膜的脂肪层外，在尿生殖三角处分为浅、中、深三层：

（1）浅层：为会阴浅筋膜（Colles 筋膜），即皮下浅筋膜的膜性层。它前接阴囊肉膜、阴茎浅筋膜及腹前壁的浅筋膜膜性层（Scarpa 筋膜），两侧附着于耻骨下支和坐骨支，后方在尿生殖膈的后缘与尿生殖膈上、下筋膜融合。

（2）中层：为尿生殖膈下筋膜。

（3）深层：为尿生殖膈上筋膜。尿生殖膈上、下筋膜之间形成封闭的会阴深隙。

2. 会阴浅隙的内容

（1）尿道球及尿道海绵体的一部分和两个阴茎脚。

(2) 三对肌肉，即球海绵体肌、坐骨海绵体肌及会阴浅横肌。

(3) 支配这些肌肉的血管神经。

(4) 尿道球腺导管。

3. 会阴深隙的内容

在男性有会阴深横肌和尿道膜部括约肌（女性为尿道阴道括约肌）、尿道膜部、尿道球腺及血管和神经。当尿道膜部外伤破裂时，尿液即渗入会阴深隙内。

4. 男性外生殖器阴囊及睾丸精索的被膜与阴茎的层次结构：皮肤、阴囊肉膜、精索外筋膜、提睾肌及其筋膜、精索内筋膜、睾丸鞘膜。

（二）女性的外阴

基本上与男性的外生殖器相当。若将阴囊和尿道海绵体部沿中缝切开，进行比较：

①阴囊相当于大阴唇；②尿道的切口边缘相当于小阴唇；③切开的间隙相当于阴道前庭；④切开的尿道球相当于女性的前庭球；⑤阴茎脚、阴茎体及阴茎头相当于阴蒂脚，阴蒂体及阴蒂头；⑥尿道球腺相当于前庭大腺；⑦球海绵体肌相当于阴道括约肌。

其他肌肉、筋膜及血管神经基本上与男性相同。

（三）会阴中心腱

会阴中心腱 perineal central tendon 又称会阴体 perineal body。在女性位于肛门与阴道前庭后端之间，在矢状位上呈尖朝上、底朝下的楔形。附着于会阴中心腱的肌有：肛门外括约肌、球海绵体肌、会阴深横肌、尿道括约肌（女性为尿道阴道括约肌）和肛提肌。会阴中心腱具有加固盆底和承托盆内脏器的作用。

【解剖操作及观察要点】

一、男性会阴解剖

1. 皮肤切口

(1) 将尸体置于仰卧位，用手触及两则坐骨结节、耻骨联合及尾骨，沿这 4 处骨点连线做菱形皮肤切口。

(2) 再在肛门外侧 1.5cm 处围绕肛门做环状切口。

(3) 连接两坐骨结节做横行切口。

(4) 沿前、后正中线做纵行切口（避开肛门），前至阴囊，后至尾骨，然后将四块三角形皮肤按操作先后顺序翻开。

(5) 如已将骨盆正中锯开，则参照上述 (1)、(2)、(3) 项操作。

2. 解剖肛门三角

(1) 将遗体标本置于俯卧位（已锯开的骨盆亦如此），用皮肤缝合线将肛门缝合，以免直肠内容物溢出。

(2) 清理并观察肛门至坐骨结节间丰富的脂肪组织，并见坐骨结节处的皮下脂肪组织变为致密坚硬的脂肪垫，这是由于坐骨结节在坐位时重力压迫所致。在操作观察的同时，应该理解这是坐骨肛门窝的底。

(3) 剖查阴部管：沿尾骨及坐骨结节的连线切开脂肪，显露臀大肌下缘，并在臀大肌深面找到坐骨结节。用镊子细心剔除肛门与坐骨结节间的脂肪，在坐骨结节的内侧面见有一个结缔组织筋膜鞘称为阴部管，管内有阴部内血管和阴部神经，从管内发出 3～5 条较细的肛动、静脉和神经，在脂肪组织中横行向内走向肛门部，分布于肛门外括约肌、肛管下端及肛门周围皮肤。继续用镊子沿阴部内血管和阴部神经主干剔除脂肪向前追踪至会阴浅横肌后缘，见阴部内动脉和阴部神经分别发出阴囊后动脉、神经，该动脉和神经跨过会阴浅横肌，分布于阴囊皮肤。在会阴浅横肌后缘，阴部内动脉还发出会阴横动脉，阴部神经发出肌支，伴其主干向前穿入尿生殖三角区（以后解剖）。

（4）观察坐骨直肠窝的壁：在清除肛门与坐骨结节之间的大量脂肪后，将显露出一个尖朝上、底朝下的三角形窝，即为坐骨肛门窝。其内侧壁为肛门外括约肌和肛提肌及盆膈下筋膜，外侧壁为坐骨结节内面和上方的闭孔内肌及其筋膜，前壁为会阴浅横肌，后壁为臀大肌下缘及其深面的骶结节韧带，尖为盆膈下筋膜与闭孔内肌筋膜的移行处。

3. 解剖尿生殖三角

（1）一般观察：此区被以阴毛，富有汗腺及皮脂腺。浅筋膜分为浅、深两层，浅层即脂肪层，但含脂肪较少。深层即膜样层，又称浅会阴筋膜，即 Colles 筋膜。

（2）剖查浅会阴筋膜：在阴囊缝两侧将阴囊纵切为左、右两半，观察阴囊肉膜及其构成的阴囊中隔。用刀柄从阴囊根部肉膜深面探入会阴浅隙内，向两侧和前、后方探查该隙的范围、连通及筋膜的延续情况。浅会阴筋膜两侧附于耻骨弓和坐骨结节；向前与阴囊肉膜、阴茎浅筋膜及腹前外侧壁的 Scarpa 筋膜相延续；向后在尿生殖膈后缘与尿生殖膈筋膜相融合。筋膜深面有 3 对会阴浅层肌：球海绵体肌、坐骨海绵体肌及会阴浅横肌。

（3）剖查并观察会阴浅隙内结构：除去 Colles 筋膜，仔细观察上述三对肌肉的位置和阴部内动脉发出的会阴动脉和会阴横动脉，及阴部神经发出的会阴神经。观察中请注意如下结构：

1）会阴浅横肌位于尿生殖三角后缘、肌束稀疏，甚至缺如。

2）在尿生殖三角的中央可见羽毛状的球海绵体肌，此肌包绕尿道球，其纤维的前份终止于阴茎背面，该肌收缩参与排尿和阴茎勃起。

3）在尿生殖三角的两侧有一对坐骨海绵体肌，该肌附着于耻骨下支和坐骨支，并覆盖阴茎脚，止于阴茎背面的白膜，该肌收缩使阴茎勃起。

4）会阴神经的肌支先分布于上述三肌，后穿入会阴深隙内分布于会阴深横肌和尿道膜部括约肌等。会阴横动脉在会阴浅隙内由会阴动脉分出后，横行向内，越过会阴浅横肌的表面，主要分布于周围肌肉、筋膜和皮肤。

5）仔细去除上述三对肌，解剖出尿道球和阴茎脚。再剥离阴茎脚，显露会阴深筋膜，即尿生殖膈下筋膜。此膜张于左、右耻骨下支与坐骨支之间。切开此膜可见三角形的会阴深横肌及尿道膜部括约肌。在会阴深横肌的外侧缘，见有阴茎背动脉及神经穿过，在阴茎脚的深面向前直达阴茎背部。会阴深横肌的深面有一层尿生殖膈上筋膜，操作较难，不必解剖。

（4）解剖阴茎：沿阴茎的颈部环切阴茎包皮，再从耻骨联合处沿阴茎正中线的背侧做一纵行皮肤切口，将阴茎皮肤翻向双侧，由浅入深为阴茎浅筋膜及深筋膜。在浅筋膜深面见有纵行的阴茎背浅静脉，在深筋膜的下面有阴茎背深静脉沿中线排列，阴茎背动脉在其两旁伴行，动脉外侧为阴茎背神经。上述结构的深面为阴茎海绵体白膜。

阴茎主要由背侧两块阴茎海绵体和腹侧一块尿道海绵体构成，在盆正中矢状切面上，观察复习男性尿道的三个分部名称、三个扩大部位、三个狭窄部位及两个弯曲名称等特征。

二、解剖女性会阴

在操作前，观察女外阴的结构特征。一对皮肤隆起，称为大阴唇，围成阴裂。阴裂前方称阴唇前连合，后方称阴唇后连合。大阴唇内侧有一狭长的皮肤皱襞，称小阴唇。左、右小阴唇之间的裂隙称为阴道前庭。小阴唇在前方分为两个皱襞，一部分包裹阴蒂构成阴蒂包皮，一部分附着于阴蒂的下面为阴蒂系带。将阴蒂包皮推向后，可暴露阴蒂头。阴道前庭的前部有尿道口，后部有阴道口。阴道口与小阴唇之间有一浅沟，沟内有一针状小孔，为前庭大腺的开口。

（一）皮肤切口

同男性会阴部一样先做菱形切口，再在阴裂和肛门周围做环状切口，沿前后正中线及左右坐骨结节之间做十字切口，将皮肤翻起。

（二）肛门三角解剖

与男性相同（略）。

（三）尿生殖三角解剖

1. 清理尿生殖三角区的脂肪，显露 Colles 筋膜，此膜两侧附着于耻骨弓，向前与腹前壁的 Scarpa 筋膜相连，后方止于尿生殖膈后缘。

2. 女性的 Colles 筋膜薄弱，掀起此膜，可见来自坐骨直肠窝侧壁的会阴动脉及神经，分布于大、小阴唇。在尿生殖三角的后缘试找会阴浅横肌，此肌向内止于会阴中心腱。围绕阴裂周围，有一对球海绵体肌（即阴道括约肌），起于会阴中心腱，肌纤维包绕尿道阴道向前止于阴蒂根部。在耻骨弓内侧，有一对坐骨海绵体肌，覆盖阴蒂脚，此肌收缩，阴蒂勃起。上述诸肌均受会阴动脉和神经支配。

3. 在阴道括约肌中份切断，向前后翻起，可见前庭球（相当于男性的尿道海绵体），呈蹄铁形，前端狭细，左右相连，后端较为膨大。在两侧前庭球后缘有一对筋膜囊，其中包有前庭大腺，其开口于小阴唇与阴道口之间的沟内（不必解剖）。

4. 沿耻骨弓剥离坐骨海绵体肌，显示阴蒂脚，去除阴蒂脚，观察尿生殖膈下筋膜。此筋膜两侧附着于耻骨下支。切开此膜可见会阴深横肌和尿道阴道括约肌以及阴蒂背动脉和神经。该动脉和神经穿过会阴深横肌的外侧缘，在阴蒂脚的深面向前直达阴蒂背部。

尿生殖三角肌及尿生殖膈下筋膜，因不易操作，可观察由实验老师准备好的示教标本。

【临床联系】

一、会阴中心腱的临床联系

在临床上，特别是妇产科，其所指的会阴一般是指肛门与外生殖器之间的一个小区而言。此区的深面结构主要是会阴中心腱。该腱在女性较发达，为肛门外括约肌、肛提肌、阴道括约肌及会阴浅、深横肌的附着处。产妇在分娩时，由于会阴保护不当致该腱破裂损伤，因会阴部各肌失去支点，从而导致不能自主控制排便，是严重的并发症。故产科所谓的保护会阴，主要就是保护会阴中心腱以防裂伤。由于初产妇首次分娩时，会阴部普遍张力较大，先露部长久停留在会阴部，为了避免黏膜下肌肉撕裂或长期压迫导致坏死，必要时应行会阴侧切术，释放张力，加快产程，即可避免会阴中心腱撕裂。

二、会阴浅隙与男尿道球部损伤的临床联系

男性会阴部外伤（如骑跨伤）致使尿道球部破裂时，尿液即外渗至会阴浅隙内。由于此袋的两侧及后方为筋膜附着所限，故外渗的尿液可向前上方扩散，到达阴囊，阴茎深面甚至腹前壁浅筋膜的深面。

三、会阴深隙与男尿道膜部损伤的临床联系

常见于交通事故工伤事故或自然灾害时，骨盆骨折合并尿道损伤，部位几乎都发生在后尿道。骨盆骨折所致的后尿道损伤，多为骨折引起的尿道撕裂（断）伤，少数为骨折断端刺伤。一种情况下由于耻骨前列腺韧带固定于耻骨联合后下方，尿道膜部穿过尿生殖膈并被其固定，当骨盆骨折导致骨盆环前后径增大、左右径变小，或前后径变小、左右径增大时，耻骨前列腺韧带受到急剧的牵拉连同前列腺突然移位，致使尿道前列腺部与膜部尿道交界处撕裂或断裂，尿液可渗入盆腔间隙内；第二种则因骨折致尿生殖膈撕裂，致使穿过其中的尿道膜部被撕裂或断裂，这种单纯尿道膜部破裂，尿液仅渗入会阴深隙中，并不向外蔓延。

【思考题】

1. 名词解释：(1) 坐骨直肠窝；(2) 会阴中心腱；(3) Colles 筋膜；(4) 阴部管。

2. 简答题

(1) 简述会阴浅隙的定义及其内容物（男、女性分述）。

(2) 简述会阴深隙的定义及其内容物（男、女性分述）。

（王崇峰　屠建棋）

中英文专业名词对照

绪论

局部解剖学 regional anatomy

第一章　下肢

臀下皮神经 inferior cluneal nerves
臀内侧皮神经 medial cluneal nerves
臀筋膜 gluteal fascia
臀大肌 gluteus maximus
阔筋膜张肌 tensor fascia lata
臀中肌 gluteus medius
梨状肌 piriformis
股方肌 quadratus femoris
臀小肌 gluteus minimus
闭孔外肌 obturator externus
臀上神经 superior gluteal nerve
坐骨大孔 greater sciatic foramen
臀上静脉 superior gluteal vein
坐骨神经 sciatic nerve
股后皮神经 posterior femoral cutaneous nerve
臀下神经 inferior gluteal nerve
臀下动(静)脉 inferior gluteal artery(vein)
阴部内动(静)脉 internal pudendal artery(vein)
坐骨小孔 lessor sciatic foramen
大隐静脉 great saphenous vein
腹股沟浅淋巴结 superficial inguinal lymph nodes
髂胫束 iliotibial tract
隐静脉裂孔 saphenous hiatus
筛筋膜 cribriform fascia
髂耻弓 iliopectineal arch
肌腔隙 lacuna musculorum
血管腔隙 lacuna vasorum
股三角 femoral triangle
股鞘 femoral sheath
股管 femoral canal
股环 femoral ring
股环隔 femoral septum
股动脉 femoral artery
股深动脉 deep femoral artery
股静脉 femoral vein
腹股沟深淋巴结 deep inguinal lymph nodes
股神经 femoral nerve
隐神经 saphenous nerve
收肌管 adductor canal
收肌腱裂孔 adductor tendinous opening
闭孔神经 obturator nerve
髌韧带 patellar ligament
腘窝 popliteal fossa
胫神经 tibial nerve
腓肠内侧皮神经 medial sural cutaneous nerve
腓肠神经 sural nerve
腓总神经 common peroneal nerve
腓肠外侧皮神经 lateral sural cutaneous nerve
腘动脉 popliteal artery
腘静脉 popliteal vein
腘深淋巴结 deep popliteal lymph nodes
腓浅神经 superficial peroneal nerve
胫前动脉 anterior tibial artery
胫前静脉 anterior tibial veins
腓深神经 deep peroneal nerve
小隐静脉 small saphenous vein
胫后动脉 posterior tibial artery
胫后静脉 posterior tibial veins
伸肌上支持带 superior extensor retinaculum
伸肌下支持带 inferior extensor retinaculum
足背动脉 dorsal artery of foot
弓状动脉 arcuate artery
足底深支 deep branch of plantar artery
踝管 malleolar canal

屈肌支持带 flexor retinaculum
腓骨肌上（下）支持带 superior（inferior）peroneal retinaculum
足底腱膜 plantar aponeurosis
足底内侧动脉 medial plantar artery
足底外侧动脉 lateral plantar artery
足底内侧神经 medial plantar nerve
足底外侧神经 lateral plantar nerve
足弓 arch of foot

第二章　上肢

腋窝 axillary fossa
锁胸筋膜 clavipectoral fascia
三边孔 trilateral foramen
四边孔 quadrilateral foramen
腋动脉 axillary artery
胸上动脉 superior thoracic artery
胸肩峰动脉 thoracoacromial artery
胸外侧动脉 lateral thoracic artery
肩胛下动脉 subscapular artery
旋肱后动脉 posterior humeral circumflex artery
旋肱前动脉 anterior humeral circumflex artery
腋静脉 axillary vein
腋淋巴结 axillary lymph nodes
三角肌区 deltoid region
肩胛区 scapular region
肌腱袖 musculotendinous cuff
头静脉 cephalic vein
贵要静脉 basilica vein
臂外侧上（下）皮神经 superior（inferior）lateral brachial cutaneous nerve
肋间臂神经 intercostobrachial nerve
臂内侧皮神经 medial brachial cutaneous nerve
前臂内侧皮神经 medial antebrachial cutaneous nerve
肱动脉 brachial artery
肱深动脉 deep brachial artery
肱静脉 brachial vein
正中神经 median nerve
尺神经 ulnar nerve
桡神经 radial nerve
肌皮神经 musculocutaneous nerve
臂后皮神经 posterior brachial cutaneous nerve
肱骨肌管 humeromuscular tunnel
肘正中静脉 median cubital vein
滑车上淋巴结 supratrochlear lymph nodes
肱二头肌腱膜 bicipital aponeurosis
肘窝 cubital fossa
肘后三角 posterior cubital triangle
肘外侧三角 lateral cubital triangle
肘后窝 posterior cubital fossa
桡动脉 radial artery
桡静脉 radial vein
尺动脉 ulnar artery
尺静脉 ulnar vein
骨间前神经 anterior interosseous nerve
骨间前动脉 anterior interosseous artery
前臂屈肌后间隙 posterior space of antebrachial flexor
腕掌侧韧带 palmar carpal ligament
屈肌支持带 flexor retinaculum
腕横韧带 transverse carpal ligament
腕尺侧管 ulnar carpal canal
腕管 carpal canal
屈肌总腱鞘 common flexor sheath
腕桡侧管 radial carpal canal
伸肌支持带 extensor retinaculum
腕背侧韧带 dorsal carpal ligament
掌腱膜 palmar aponeurosis
鱼际筋膜 thenar fascia
小鱼际筋膜 hypothenar fascia
掌浅弓 superficial palmar arch
掌深弓 deep palmar arch
指腱鞘 tendinous sheaths of fingers
腱纤维鞘 tendinous fibrous sheath
腱滑膜鞘 tendinous synovial sheath
腱系膜 mesotendon
腱纽 vincula tendinum
指背腱膜 dorsal aponeurosis

第三章 头部

眉弓 superciliary arch
眶上切迹(孔)supra－orbital notch (foramen)
眶下孔 infra－orbital foramen
颏孔 mental foramen
翼点 pterion
颧弓 zygomatic arch
枕外隆凸 external occipital protuberance
乳突 mastoid process
面动脉 facial artery
面静脉 facial vein
三叉神经 trigeminal nerve
眶上神经 supra－orbital nerve
眶下神经 infra－orbital nerve
颏神经 mental nerve
面神经 facial nerve
腮腺 parotid galand
腮腺管 parotid duct
下颌后静脉 retromandibular vein
颈外动脉 external carotid artery
耳颞神经 auriculotemporal nerve
咬肌 masseter muscle
翼内肌 medial pterygoid muscle
翼外肌 lateral pterygoid muscle
翼静脉丛 pterygoid venous plexus
上颌动脉 maxillary artery
下牙槽动脉 inferior alveolar artery
脑膜中动脉 middle meningeal artery
颊动脉 buccal artery
上牙槽后动脉 posterior superior alveolar artery
眶下动脉 infraorbital artery
下颌神经 mandibular nerve
颊神经 buccal nerve
耳颞神经 auriculotemporal nerve
舌神经 lingual nerve
下牙槽神经 inferior alveolar nerve
咬肌间隙 masseter space
翼下颌间隙 pterygomandibular space
舌下间隙 sublingual space
颞筋膜 temporal fascia
颞肌 temporalis
骨膜 periosteum
帽状腱膜 epicranial aponeurosis
颞筋膜 temporal fascia
颞肌 temporal muscle
颅前窝 anterior cranial fossa
颅中窝 middle cranial fossa
垂体 hypophysis
垂体窝 hypophyseal fossa
鞍结节 tuberculum sellae
鞍背 dorsum sellae
海绵窦 cavernous sinus
颅后窝 posterior cranial fossa
小脑幕 tentorium of cerebelli

第四章 颈部

舌骨 hyoid bone
甲状软骨 thyroid cartilage
喉结 laryngeal prominence
环状软骨 cricoid cartilage
颈动脉结节 carotid tubercle
胸锁乳突肌 sternocleidomastoid
锁骨上小窝 lesser supraclavicular fossa
胸骨上窝 suprasternal fossa
锁骨上大窝 greater supraclavicular fossa
颈总动脉 common carotid artery
颈外动脉 external carotid artery
锁骨下动脉 subclavian artery
颈外静脉 external jugular vein
副神经 accessory nerve
臂丛 brachial plexus
胸膜顶 cupula of pleura
肺尖 apex of lung
颈阔肌 platysma
颈前静脉 anterior jugular vein
颈静脉弓 jugular venous arch
颈外静脉 external jugular vein
枕小神经 lesser occipital nerve

耳大神经 great auricular nerve
颈横神经 transverse nerve of neck
锁骨上神经 supraclavicular nerves
颈筋膜 cervical fascia
气管前筋膜 pretracheal fascia
颊咽筋膜 buccopharyngeal fascia
椎前筋膜 prevertebral fascia
胸骨上间隙 suprasternal space
气管前间隙 pretracheal space
咽后间隙 retropharyngeal space
颏下三角 submental triangle
下颌下三角 submandibular triangle
下颌下神经节 submandibular ganglion
二腹肌三角 digastric triangle
下颌下腺 submandibular gland
舌下神经 hypoglossal nerve
下颌下神经节 submandibular ganglion
颈动脉鞘 carotid sheath
颈动脉三角 carotid triangle
颈动脉窦 carotid sinus
颈动脉小球 carotid glomus
迷走神经 vagus nerve
颈内静脉 internal jugular nerve
肌三角 muscular triangle
甲状腺上动脉 superior thyroid artery
甲状腺下动脉 inferior thyroid artery
甲状腺最下动脉 atria thyroid ima
喉上神经 superior laryngeal nerve
喉返神经 recurrent laryngeal nerve
喉下神经 inferior laryngeal nerve
甲状腺 thyroid gland
甲状腺上静脉 superior thyroid vein
甲状腺中静脉 middlc thyroid vcin
甲状腺下静脉 inferior thyroid vein
甲状旁腺 parathyroid gland
气管颈部 cervical part of trachea
食管颈部 cervical part of esophagus
胸锁乳突肌区 sternocleidomastoid region
颈袢 ansa cervical
颈丛 cervical plexus
颈交感干 cervical part of sympathetic trunk
颈上神经节 superior cervical ganglion
颈中神经节 middle cervical ganglion
颈下神经节 inferior cervical ganglion
颈根部 root of neck
椎动脉 vertebral artery
胸廓内动脉 internal thoracic artery
甲状颈干 thyrocervical trunk
肋颈干 costocervical trunk
胸导管 thoracic duct
胸导管弓 arch of thoracic duct
右淋巴导管 right lymphatic duct
膈神经 phrenic nerve
枕三角 occipital triangle
锁骨上三角 supraclavicular triangle
锁骨下静脉 subclavian vein
下颌下淋巴结 submandibular lymph nodes
颏下淋巴结 submental lymph nodes
腮腺淋巴结 parotid lymph nodes
颈前浅淋巴结 superior anterior cervical lymph nodes
颈前深淋巴结 deep anterior cervical lymph nodes
颈外侧浅淋巴结 superior lateral cervical lymph nodes
颈外侧深淋巴结 deep lateral cervical lymph nodes
颈外侧上深淋巴结 superior deep lateral cervical lymph nodes
颈外侧下深淋巴结 inferior deep lateral cervical lymph nodes
锁骨上淋巴结 supraclavicular lymph nodes

第五章 胸部

颈静脉切迹 jugular notch
胸骨角 sternal angle
剑突 xiphoid process
锁骨 clavicle
喙突 coracoid process
肋 ribs

肋间隙 intercostal spaces
肋弓 costal arch
胸骨下角 infrasternal angle
剑肋角 xiphocostal angle
乳头 papillae
前正中线 anterior median line
胸骨线 sternal line
胸骨旁线 parasternal line
锁骨中线 midclavicular line
腋前线 anterior axillary line
腋中线 midaxillary line
腋后线 posterior axillary line
肩胛线 scapular line
后正中线 median posterior line
胸腹壁静脉 thoracoepigastric vein
胸外侧静脉 lateral thoracic vein
乳房 breast，mamma
乳房后隙 retromammary space
乳晕 areola of breast
乳腺 mammary gland
乳房悬韧带 suspensory ligament of breast
锁胸筋膜 clavipectoral fascia
胸大肌 pectoralis major
胸小肌 pectoralis minor
锁骨下肌 subclavius
前锯肌 serratus anterior
胸肌间隙 interpectoral space
胸肌间淋巴结 interpectoral lymph nodes
胸廓 thoracic cage
肋间外肌 intercostales externi
肋间内肌 intercostales interni
肋间外膜 external intercostal membrane
肋间内膜 internal intercostal membrane
肋间最内肌 intercostales intimi
肋间后动脉 posterior intercostal arteries
肋间后静脉 posterior intercostal veins
肋间神经 intercostal nerve
肋间臂神经 intercostobranchial nerve
肋间淋巴结 intercostal lymph nodes
胸廓内静脉 internal thoracic veins
胸骨旁淋巴结 parasternal lymph nodes
胸内筋膜 endothoracic fascia
膈 diaphragm
中心腱 central tendon
胸肋三角 sternocostal triangle
腰肋三角 lumbocostal triangle
腔静脉孔 vena caval foramen
食管裂孔 esophageal hiatus
中动脉裂孔 aortic hiatus
膈上淋巴结 superior phrenic lymph nodes
膈下淋巴结 inferior phrenic lymph nodes
膈神经 phrenic nerve
副膈神经 accessory phrenic nerve
胸膜 pleura
脏胸膜 visceral pleura
壁胸膜 parietal pleura
肋胸膜 costal pleura
膈胸膜 diaphragmatic pleura
纵隔胸膜 mediastinal pleura
胸膜顶 cupula of pleura
肺韧带 pulmonary ligament
胸膜腔 pleural cavity
胸膜隐窝 pleural recess
肋膈隐窝 costodiaphragmatic recess
肋纵隔隐窝 costomediastinal recess
肺 lung
肺尖 apex of lung
肺底 base of lung
斜裂 oblique fissure
水平裂 horizontal fissure
肺门 hilum of lung
支气管肺淋巴结 bronchopulmonary lymph nodes
肺段支气管 segmental bronchus
支气管肺段 bronchopulmonary segment
肺动脉 pulmonary artery
肺静脉 pulmonary vein
支气管动脉 bronchial artery
支气管静脉 bronchial vein
纵隔 mediastinum

胸腺 thymus
头臂静脉 brachiocephalic vein
上腔静脉 superior vena cava
主动脉弓 aortic arch
头臂干 brachiocephalic trunk
动脉韧带 arterial ligament
动脉导管三角 triangle of ductus arteriosus
气管杈 bifurcation of trachea
气管隆嵴 carina of trachea
左主支气管 left principal bronchus
右主支气管 right principal bronchus
气管支气管淋巴结 tracheobronchial lymph nodes
气管旁淋巴结 paratracheal lymph nodes
心包 pericardium
纤维心包 fibrous pericardium
浆膜心包 serous pericardium
心包腔 pericardial cavity
心包窦 pericardial sinus
心包横窦 transverse sinus of pericardium
心包斜窦 oblique sinus of pericardium
心包前下窦 anteroinferior sinus of pericardium
心底 cardiac base
心尖 cardiac apex
冠状沟 coronary groove
前室间沟 anterior interventricular groove
后室间沟 posterior interventricular groove
房间沟 interatrial groove
左心房 left atrium
右心房 right atrium
左心室 left ventricle
右心室 right ventricle
左冠状动脉 left coronary artery
前室间支 anterior interventricular branch
旋支 circumflex branch
右冠状动脉 right coronary artery
后室间支 posterior interventricular branch
左室后支 posterior branch of left ventricle
冠状窦 coronary sinus
食管后隐窝 retroesophageal recess
胸主动脉 thoracic artery
奇静脉 azygos vein
半奇静脉 hemiazygos vein
副半奇静脉 accessory hemiazygos vein
乳糜池 cisterna chili
胸交感干 thoracic sympathetic trunk
白交通支 white communicant ramus
灰交通支 grey communicant ramus
胸神经节 thoracic ganglia
内脏大神经 greater splanchnic nerve
内脏小神经 lesser splanchnic nerve
胸骨后间隙 retrosternal space
气管前间隙 pretracheal space
食管后间隙 retroesophageal space

第六章　腹部

腹上区 epigastric region
季肋区 hypochondriac region
脐区 umbilical region
腰区 lumbar region
腹下区 hypogastric region
腹股沟区 inguinal region
耻骨联合 pubic symphysis
耻骨结节 pubic tubercle
髂嵴 iliac crest
髂前上棘 anterior superior iliac crest
髂后上棘 posterior superior iliac crest
脐 umbilicus
半月线 linea semilunaris
腹壁浅静脉 superficial epigastric artery
旋髂浅动脉 superficial circumflex iliac artery
胸腹壁静脉 thoracoepigastric vein
腹直肌 rectus abdominis
腹外斜肌 oblique externus abdominis
腹股沟韧带 inguinal ligament
腔隙韧带 lacunar ligament
耻骨梳韧带 pectineal ligament
外侧脚 lateral crus
内侧脚 medial crus
反转韧带 reflected ligament

腹内斜肌 oblique internus abdominis
腹横肌 transversus abdominis
腹股沟镰 inguinal falx
联合腱 conjointed tendon
提睾肌 cremaster
腹横筋膜 transverse fascia
腹股沟深环 profundal inguinal ring
腹壁下动脉 inferior epigastric artery
腹壁上动脉 superior epigastric artery
旋髂深动脉 deep circumflex iliac artery
髂腹下神经 iliohypogastric nerve
髂腹股沟神经 ilioinguinal nerve
生殖股神经 genitofemoral nerve
腹直肌鞘 sheath of rectus abdominis
白线 linea alba
腹股沟管 inguinal canal
腹股沟三角 inguinal triangle
食管腹部 abdominal part of esophagus
胃 stomach
大网膜 greater omentum
小网膜 lesser omentum
胃结肠韧带 gastrocolic ligament
肝胃韧带 hepatogastric ligament
肝十二指肠韧带 hepatoduodenal ligament
胃脾韧带 gastrosplenic ligament
胃膈韧带 gastrophrenic ligament
胃左动脉 left gastric artery
胃右动脉 right gastric artery
胃网膜右动脉 right gastroepiploic artery
胃网膜左动脉 left gastroepiploic artery
十二指肠 duodenum
十二指肠大乳头 major duodenal papilla
十二指肠悬肌 suspensory muscle of duodenum
胰十二指肠上动脉 superior pancreaticoduodenal artery
胰十二指肠下动脉 inferior pancreaticoduodenal artery
镰状韧带 falciform ligament
冠状韧带 coronary ligament
右三角韧带 right triangle ligament
左三角韧带 left triangle ligament
膈下间隙 subphrenic space
肝门 porta hepatis
肝蒂 hepatic pedicle
胆囊 gallbladder
胆囊管 cystic duct
胆囊动脉 cystic artery
肝肾隐窝 hepatorenal recess
肝管 hepatic duct
肝总管 common hepatic duct
胆总管 common bile duct
肝胰壶腹 hepatopancreatic ampulla
肝上间隙 suprahepatic space
膈下腹膜外间隙 subphrenic extraperitoneal space
胰 pancreas
胰管 pancreatic duct
副胰管 accessory pancreatic duct
脾 spleen
脾肾韧带 lienorenal ligament
膈脾韧带 phrenicosplenic ligament
脾结肠韧带 lienocolic ligament
脾动脉 splenic artery
脾静脉 splenic vein
肝门静脉 hepatic portal vein
空肠 jejunum
回肠 ileum
肠系膜 mesentery
肠系膜根 radix of mesentery
左(右)肠系膜窦 left(right)mesenteric sinus
肠系膜上动脉 superior mesenteric artery
盲肠 cecum
阑尾 vermiform appendix
回盲瓣 ileocecal valve
阑尾动脉 appendicular artery
结肠旁沟 paracolic sulci
升结肠 ascending colon
横结肠 transverse colon
降结肠 descending colon
乙状结肠 sigmoid colon

回结肠动脉 ileocolic artery
腹膜后隙 retroperitoneal space
肾 kidney
肾门 renal hilum
肾窦 renal sinus
肾蒂 renal pedicle
肾动脉 renal artery
肾筋膜 renal fascia
脂肪囊 adipose capsule
纤维囊 fibrous capsule
输尿管 ureter
肾上腺 suprarenal gland
腹主动脉 abdominal aorta
腹腔干 celiac trunk
肠系膜下动脉 inferior mesenteric artery
肾上腺中动脉 middle suprarenal artery
睾丸(卵巢)动脉 testicular(ovarian)artery
膈下动脉 inferior phrenic artery
腰动脉 lumbar arteries
骶正中动脉 median sacral artery
下腔静脉 inferior vena cava
腰升静脉 ascending lumbar vein
腰交感干 lumbar sympathetic trunk
腰神经节 lumbar ganglion

第七章 脊柱区

棘突 spinous process
骶骨 sacrum
骶管裂孔 sacral hiatus
骶角 sacral cornua
尾骨 coccyx
肩胛骨 scapula
肩胛骨下角 inferior angle of scapula
脊肋角 costovertebral angle
枕大神经 greater occipital nerve
臀上皮神经 superior clunial nerve
胸腰筋膜 thoracolumbar fascia
背阔肌 latissimus dorsi
斜方肌 trapezius
听诊三角 triangle of auscultation
夹肌 splenius
竖脊肌 erector spinae
枕下三角 suboccipital triangle
腰上三角 superior lumbar triangle
肋下神经 subcostal nerve
腰下三角 inferior lumbar triangle
枕动脉 occipital artery
肩胛背动脉 dorsal scapular artery
椎动脉 vertebral artery
脊神经后支 posterior ramus of spinal nerve
椎间盘 intervertebral disc
黄韧带 ligament flava
椎间孔 intervertebral foramen
椎管 vertebral canal
硬脊膜 spinal dura mater
脊髓蛛网膜 spinal arachnoid mater
软脊膜 spinal pia mater
齿状韧带 denticulate ligament
硬膜外隙 epidural space
硬膜下隙 subdural space
蛛网膜下隙 subarachnoid space
马尾 cauda equina
终池 terminal cistern
终丝 filum terminale
小脑延髓池 cerebellomedullary cistern
脊髓前动脉 anterior spinal artery
脊髓后动脉 posterior spinal artery

第八章 盆部与会阴

盆部 pelvis
会阴 perineum
界线 terminal line
骨盆上口 superior pelvis aperture
骨盆下口 inferior pelvis aperture
盆膈 pelvis diaphragm
盆膈上筋膜 superior fascia of pelvic diaphragm
盆膈下筋膜 inferior fascia of pelvis diaphragm
肛提肌 levator ani
尾骨肌 coccygeus
盆筋膜 pelvic fascia

耻骨后隙 retropubic space
直肠旁隙 pararectal space
直肠后隙 retrorectal space
髂总动脉 common iliac artery
髂外动脉 external iliac artery
髂内动脉 internal iliac artery
闭孔动脉 obturator artery
臀下动脉 inferior gluteal artery
脐动脉 umbilical artery
膀胱上动脉 superior vesical artery
膀胱下动脉 inferior vesical artery
子宫动脉 uterine artery
直肠下动脉 inferior rectal artery
阴部内动脉 internal pudendal artery
臀上动脉 superior gluteal artery
髂腰动脉 iliolumbar artery
髂外淋巴结 external iliac lymph nodes
髂内淋巴结 internal iliac lymph nodes
髂总淋巴结 common iliac lymph nodes
骶淋巴结 sacral lymph nodes
骶丛 sacral plexus
尾丛 coccygeal plexus
骶交感干 sacral sympathetic trunk
奇神经节 ganglion impar
上腹下丛 superior hypogastric plexus
下腹下丛 inferior hypogastric plexus
盆内脏神经 pelvic splanchnic nerve
直肠 rectum
膀胱 urinary bladder
前列腺 prostate
输精管 ductus deferens
射精管 ejaculatory duct
精囊 seminal vesicle
子宫 uterus
子宫阔韧带 broad ligament of uterus
子宫主韧带 cardinal ligament of uterus
子宫圆韧带 round ligament of uterus
骶子宫韧带 sacrouterine ligament
卵巢 ovary
输卵管 uterine tube
阴道 vagina
阴道穹 fornix of vagina
肛管 anal canal
齿状线 dentate line
肛门 anus
肛门内括约肌 sphincter ani internus
肛门外括约肌 sphincter ani externus
坐骨直肠窝 ischiorectal fossa
阴部内动脉 internal pudendal artery
阴部管 pudendal canal
阴部内静脉 internal pudendal vein
阴部神经 pudendal nerve
尿生殖膈下筋膜 inferior fascia of urogenital diaphragm
尿生殖膈上筋膜 superior fascia of urogenital diaphragm
会阴浅横肌 superficial transverse perineal muscle
会阴神经 perineal nerve
精索 spermatic cord
阴囊 scrotum
肉膜 dartos coat
阴囊中隔 scrotal septum
阴茎 penis
白膜 albuginea
会阴中心腱 perineal central tendon

参考文献

1. 彭裕文. 局部解剖学. 7版. 北京：人民卫生出版社，2008.
2. 王怀经. 局部解剖学. 北京：高等教育出版社，2009.
3. 柏树令. 系统解剖学. 7版. 北京：人民卫生出版社，2008.
4. 徐达传. 系统解剖学. 2版. 北京：高等教育出版社，2007.
5. 徐达传. 局部解剖学. 北京：高等教育出版社，2009.
6. 刘执玉. 系统解剖学（双语版）. 北京：科学出版社，2009.
7. 刘执玉. 局部解剖学（双语版）. 北京：科学出版社，2012.
8. Michael McKinley，Valerie. O'Loughlin. Human Anatomy. second edition. New York：McGraw－Hill Companies，2009.
9. Keith L. Moore，Arthur F. Dalley. clinically oriented anatomy. fourth edition. Philadelphia：Lippincott Williams and Wilkins. 1999.
10. Richard DrakeWilliams P L. Gray's Anatomy For Students. New York：Churchill Livingstone，2005.

彩　图

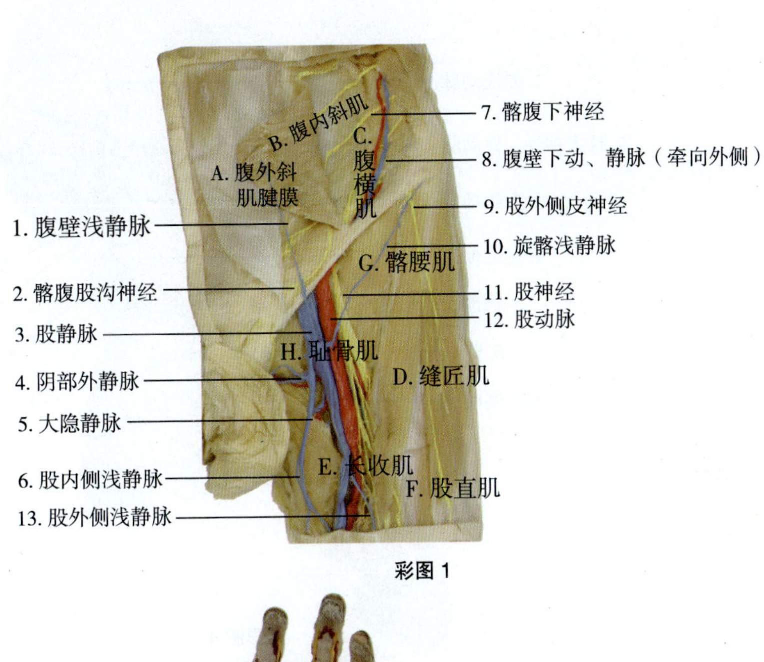

B. 腹内斜肌
C. 腹横肌
A. 腹外斜肌腱膜
G. 髂腰肌
H. 耻骨肌
D. 缝匠肌
E. 长收肌
F. 股直肌
1. 腹壁浅静脉
2. 髂腹股沟神经
3. 股静脉
4. 阴部外静脉
5. 大隐静脉
6. 股内侧浅静脉
13. 股外侧浅静脉
7. 髂腹下神经
8. 腹壁下动、静脉（牵向外侧）
9. 股外侧皮神经
10. 旋髂浅静脉
11. 股神经
12. 股动脉

彩图 1

9. 指掌侧固有动脉、神经
8. 掌心动脉
7. 指掌侧总动脉
6. 小指指掌侧固有动脉、神经
10.（正中神经）返支
5. 掌浅弓
11.（尺神经）掌深支
4.（桡动脉）掌浅支
3. 正中神经
1. 尺动脉、尺神经
2. 桡动脉

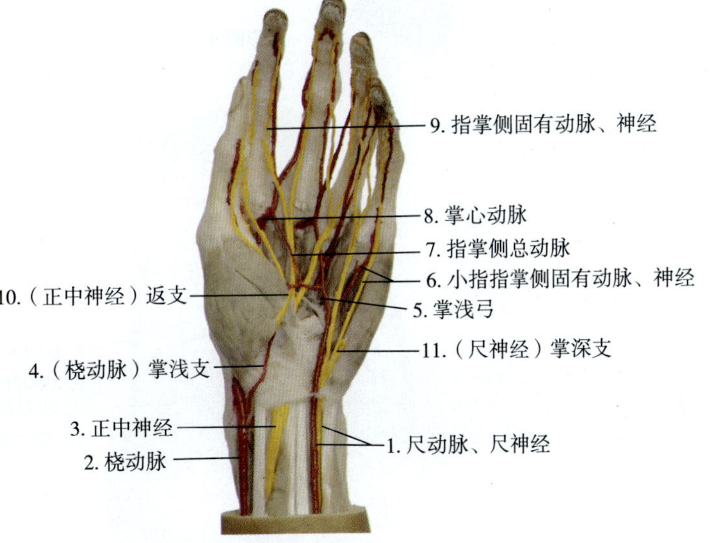

彩图 2

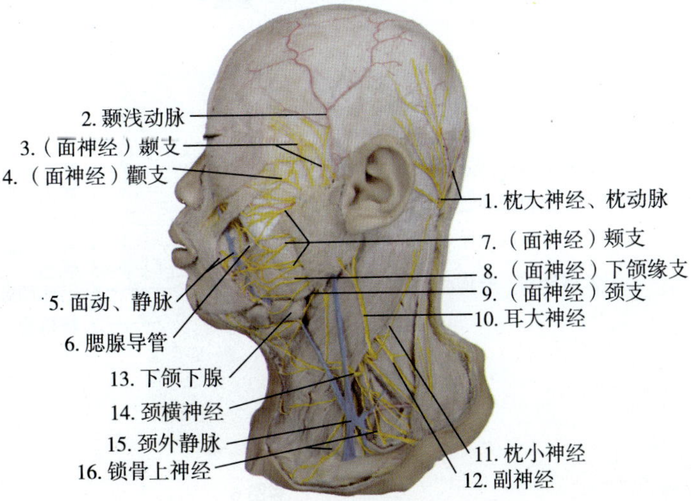

2. 颞浅动脉
3.（面神经）颞支
4.（面神经）颧支
1. 枕大神经、枕动脉
7.（面神经）颊支
8.（面神经）下颌缘支
9.（面神经）颈支
5. 面动、静脉
10. 耳大神经
6. 腮腺导管
13. 下颌下腺
14. 颈横神经
15. 颈外静脉
16. 锁骨上神经
11. 枕小神经
12. 副神经

彩图 3

1. 颞浅动脉
2. 枕大神经、枕动脉
3. 上颌动脉
4. 迷走神经
5. 膈神经
6. 臂丛
7. 胸外侧动脉
8. 下牙槽神经
9. 舌下神经
10. 甲状腺上动脉
11. 胸肩峰动脉

彩图 4

1. 胸腺
2. 膈神经、心包膈血管
3. 左锁骨下动脉
4. 主动脉弓
5. 左迷走神经
6. 左肺动脉
7. 左主支气管
8. 肺门淋巴结
9. 左肺静脉口
10. 肋间神经、肋间后动、静脉
11. 胸主动脉

彩图 5

8. 输尿管
9. 股外侧皮神经
10. 生殖股神经
11. 股神经
12. 髂外动、静脉
1. 髂总动脉
2. 髂内动脉
3. 臀上动脉
4. 臀下动脉
5. 骶丛
6. 闭孔动脉、神经
7. 输精管

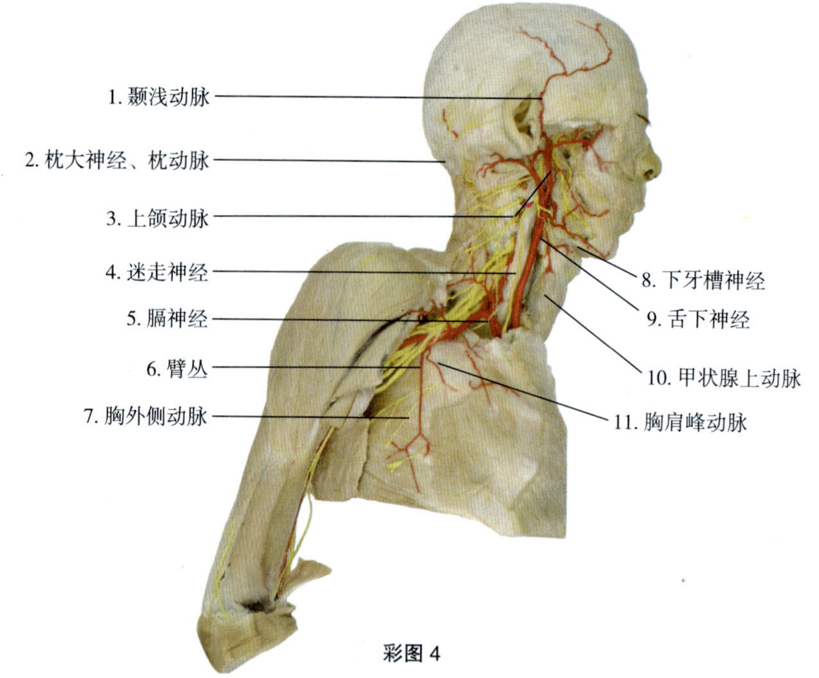

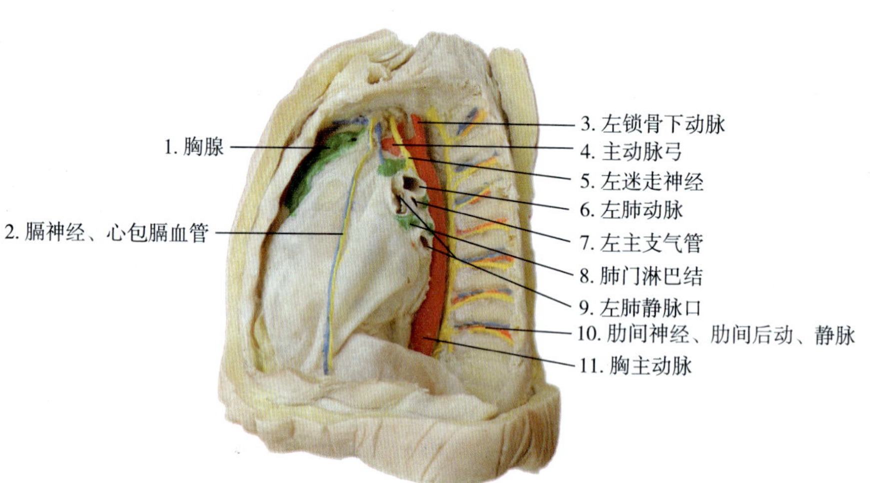

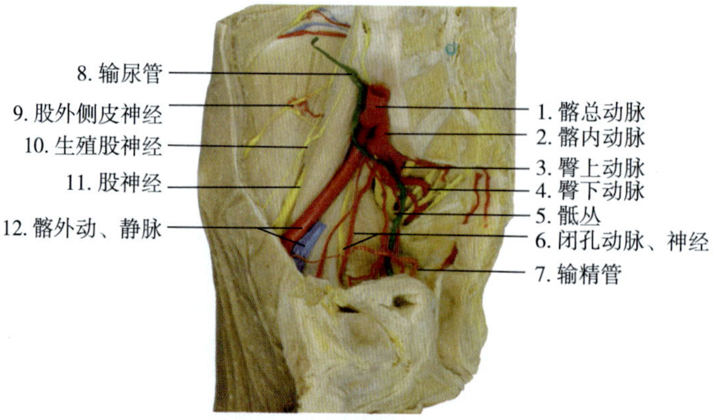

彩图 6